Abnehmen mit Obeldicks und OptimiX

Thomas Reinehr
Barbara Dieris
Viola Singer
Mathilde Kersting

Abnehmen mit Obeldicks und OptimiX

Ein Ratgeber für Eltern von Kindern mit Übergewicht

unter Mitarbeit von
Dr. Michael Dobe, Nele Hockamp, Dieter Hoffmann,
Katharina Krimpmann, Anke Schäfer,
Dr. Kathrin Sinningen und Roger Vierhaus

3., aktualisierte und erweiterte Auflage

hogrefe

Bibliografische Information der Deutschen Nationalbibliothek
Die Deutsche Nationalbibliothek verzeichnet diese Publikation in der Deutschen Nationalbibliografie; detaillierte bibliografische Daten sind im Internet über http://dnb.dnb.de abrufbar.

Die zweite Auflage des Buches ist 2010 mit dem Untertitel „Der Ratgeber für Eltern übergewichtiger Kinder“ erschienen.

Hogrefe Verlag GmbH & Co. KG
Merkelstraße 3
37085 Göttingen
Deutschland
Tel. +49 551 999 50 0
info@hogrefe.de
www.hogrefe.de

Umschlagabbildung: © iStock.com / PeopleImages
Satz: Sina-Franziska Mollenhauer, Hogrefe Verlag GmbH & Co. KG, Göttingen
Druck: mediaprint solutions GmbH, Paderborn
Printed in Germany

3., aktualisierte und erweiterte Auflage 2025

(E-Book-ISBN [PDF] 978-3-8409-3281-6; E-Book-ISBN [EPUB] 978-3-8444-3281-7)
ISBN 978-3-8017-3281-3
https://doi.org/10.1026/03281-000

Vorwort

Liebe Eltern,

Übergewicht im Kindes- und Jugendalter zählt zu den „neuen Kinderkrankheiten“ unserer Gesellschaft: Zurzeit ist in Deutschland jedes sechste Kind von Übergewicht betroffen und jedes zehnte Kind so massiv übergewichtig, dass man sogar von Fettsucht (Adipositas) spricht. Die Folgeerkrankungen des Übergewichts können zunehmend auch bei Kindern und Jugendlichen beobachtet werden (z. B. Bluthochdruck, Fettstoffwechselstörungen, Gefäßveränderungen bis hin zur Zuckerkrankheit). Ganz zentral sind jedoch die sozialen und psychischen Probleme, unter denen Kinder und Jugendliche mit Übergewicht leiden und die die Entwicklung des Selbstbilds und des Selbstwertgefühles gefährden.

Mit diesem Ratgeber wollen wir über den aktuellen Wissensstand zum Thema Übergewicht bei Kindern informieren. Dabei werden Ihnen bewährte Hilfsmittel zu einer behutsamen Gewichtsabnahme vorgestellt, die sich in unserer etablierten, nachhaltig erfolgreichen Schulung „Obeldicks“ für Kinder und Jugendliche mit Übergewicht sowie ihre Familien und in dem Ernährungskonzept „OptimiX“ sehr bewährt haben. Diese reichen von praxisnahen Ernährungs- und Essverhaltensregeln, Erziehungstipps, Bewegungsangeboten bis hin zu Kochrezepten für die ganze Familie.

In dieser 3., erweiterten und aktualisierten Auflage sind die neuesten Erkenntnisse integriert und die Materialiensammlung erneut erweitert sowie aktualisiert worden. Das Kapitel zum Thema Essverhalten wurde insbesondere durch grundlegende Voraussetzungen ergänzt, ohne die eine erfolgreiche Übergewichtsreduktion nicht möglich ist: Etwa eine positive liebevolle Haltung der Eltern, realistische Ziele und Fokussierung auf Stärken. Zudem wird die Wirksamkeit neuer, nun auch für Jugendliche zugelassener Medikamente sowie operativer Maßnahmen zur Gewichtsreduktion vorgestellt, wobei aber auch die Nebenwirkungen hervorgehoben werden.

Wir hoffen und wünschen Ihnen, dass es Ihrer Familie mit diesem Ratgeber gelingt, die Lebensfreude und Gesundheit Ihres Kindes nachhaltig zu verbessern. Wir wünschen Ihnen nun viel Spaß und Erfolg beim Durchlesen und Ausprobieren!

Datteln und Bochum,
im Juni 2025

Thomas Reinehr, Barbara Dieris,
Viola Singer und *Mathilde Kersting*

Inhaltsverzeichnis

1 Wissenswertes zu Übergewicht im Kindes- und Jugendalter

1.1 Wie kommt es zu Übergewicht?

Übergewicht hat sehr viele komplexe Ursachen. Zumeist wird die Ursache jedoch zuerst in unserem Ernährungs-, Ess- und Bewegungsverhalten gesucht. Dabei wird gerne übersehen, dass sich unsere Umweltbedingungen in den letzten Jahren sehr gewandelt haben. Viele für die Gesundheit ungünstige Verhaltensweisen sind durch äußere Lebensumstände bedingt, die Sie und Ihre Familie nur unter großen Anstrengungen verändern können. Als Beispiele seien die wenigen zeitlichen Freiräume genannt, die unseren Kindern noch für Bewegung zur Verfügung stehen, aber auch die allgegenwärtige Werbung der Lebensmittelindustrie und das überreiche Lebensmittelangebot.

Ein weiterer sehr wichtiger Punkt ist die Veranlagung zu Übergewicht. Sicher ist Ihnen aufgefallen, dass viele Kinder und Erwachsene nicht übergewichtig sind, obwohl sie teilweise dasselbe verzehren wie ihre Altersgenossen[1] mit Übergewicht. Die Erklärung liegt darin, dass ungefähr die Hälfte unseres täglichen Energieverbrauchs durch Stoffwechselvorgänge bestimmt ist, die nicht willentlich steuerbar sind und vererbt werden. Dies wird aus Zwillingsstudien abgeleitet, bei denen getrennt aufgewachsene eineiige Zwillinge sich erstaunlich hinsichtlich ihres Gewichts glichen. Die Veranlagung, schnell Fettreserven anzulegen, war in der frühen Menschheitsgeschichte mit vielen Hungerkatastrophen von Vorteil, stellt aber in unserer heutigen „Überflussgesellschaft" einen erheblichen Nachteil dar.

Gut zu wissen

Da das Körpergewicht auch von der Veranlagung bestimmt wird, sind Schuldzuweisungen bei Übergewicht unangebracht. Bei „günstiger" Ver-

1 Aus Gründen der besseren Lesbarkeit wird auf die gleichzeitige Verwendung der Sprachformen männlich, weiblich und divers (m/w/d) verzichtet. Stattdessen verwenden wir abwechselnd mal die weibliche und mal die männliche Form. Sämtliche Personenbezeichnungen gelten gleichermaßen für alle Geschlechter.

anlagung tritt trotz ungesundem Ernährungs- und Bewegungsverhalten kein Übergewicht auf. Wahrscheinlich verhalten Sie und Ihr Kind sich gar nicht viel anders als Andere, nur Ihre Veranlagung ist möglicherweise „ungünstig". Daher sollten Sie weder bei sich noch bei Ihrem Kind die „Schuld" für das Übergewicht suchen.

Jedoch reicht Veranlagung alleine nicht aus, um übergewichtig zu werden. Denn Übergewicht kann erst dann auftreten, wenn die zugeführte Energie (= Nahrung) den Energiebedarf für die Bewegung und Stoffwechselprozesse übersteigt. Da die Stoffwechselprozesse nicht beeinflussbar sind, liegen die Möglichkeiten für eine Gewichtsreduktion in einer Reduktion der Energiezufuhr (also weniger energiereiches Essen und Trinken) und/oder in der Steigerung des Energieverbrauchs durch vermehrte Bewegung. Und wie der nachfolgende Kasten zeigt, liegen hierin die Chancen für Sie und Ihr Kind.

Gut zu wissen

Bei „ungünstiger" Veranlagung kann ein gesundes Ernährungs- und Bewegungsverhalten Übergewicht verhindern bzw. verringern. Hierzu werden wir Ihnen in diesem Ratgeber viele Tipps zur Ernährung (vgl. Seite 20 ff.), zum (Ess-)Verhalten (vgl. Seite 72 ff.) und zur Bewegung (vgl. Seite 133 ff.) geben.

1.2 Ist mein Kind übergewichtig?

Um zu beurteilen, ob man Übergewicht hat, muss neben dem Körpergewicht auch die Körpergröße berücksichtigt werden. Aus Gewicht und Größe berechnet man hierzu den sogenannten Körpermasseindex (Body-Mass-Index = BMI), der angibt, in welche Gewichtskategorie man fällt.

Der Body-Mass-Index

BMI = Gewicht [kg]/Körpergröße [m]²

BMI-Normwerte für Erwachsene:

- < 20: Untergewicht
- 20–24: Normalgewicht
- 25–29: mäßiges Übergewicht

- 30–39: deutliches Übergewicht (= Adipositas)
- >40: sehr starkes Übergewicht (= extreme Adipositas)

Beispiel:
Ein 30-jähriger Mann misst 178 cm und wiegt 85 kg. Sein BMI beträgt: $85/1{,}78^2 = 85/(1{,}78 \times 1{,}78) = 85/3{,}17 = 26{,}8$. Er ist somit mäßig übergewichtig.

Die Einteilung nach Übergewicht, Adipositas und extremer Adipositas erfolgt, weil Studien zeigen, dass oberhalb dieser Grenzwerte das Risiko, an Folgeerkrankungen des Übergewichts zu versterben, jeweils deutlich zunimmt.

Im Kindes- und Jugendalter wird der Körperbau auch vom Alter und Geschlecht beeinflusst. Daher muss der BMI anhand von Kurven (sogenannten Perzentilen) beurteilt werden, die Sie z. B. aus dem gelben Vorsorgeheft für das Wachstum kennen. Liegt der BMI über der 90. Perzentile (P90) (vgl. Abbildungen 1 und 2), spricht man von Übergewicht, über der 97. Perzentile (P97) liegt massives Übergewicht vor (Adipositas).

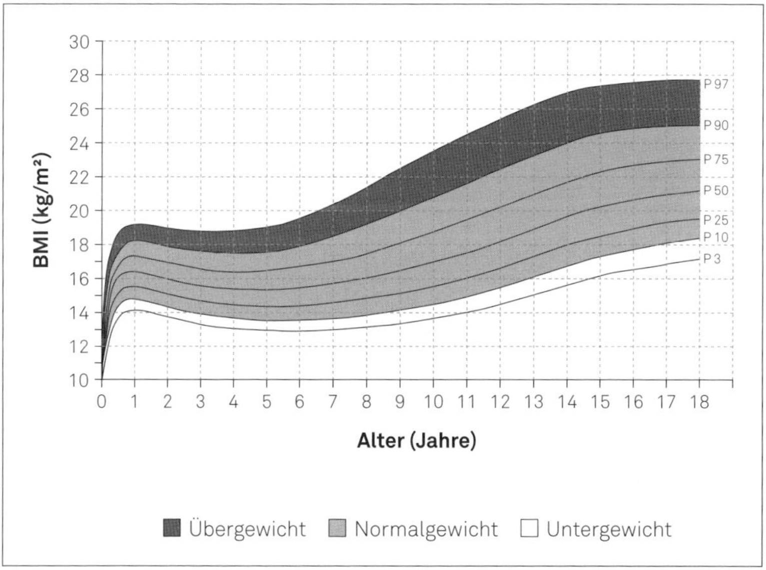

Abbildung 1: Perzentile für den Body-Mass-Index von Jungen im Alter von 0 bis 18 Jahren

Beispiel

Der 10-jährige Sascha misst 157 cm und wiegt 65 kg. Sein BMI beträgt (BMI = Gewicht [kg]/Körpergröße [m]²) = 65/1,57² = 26,4. Damit liegt sein BMI über der 97. Perzentile (P97) und erfüllt somit die Definition von Adipositas.

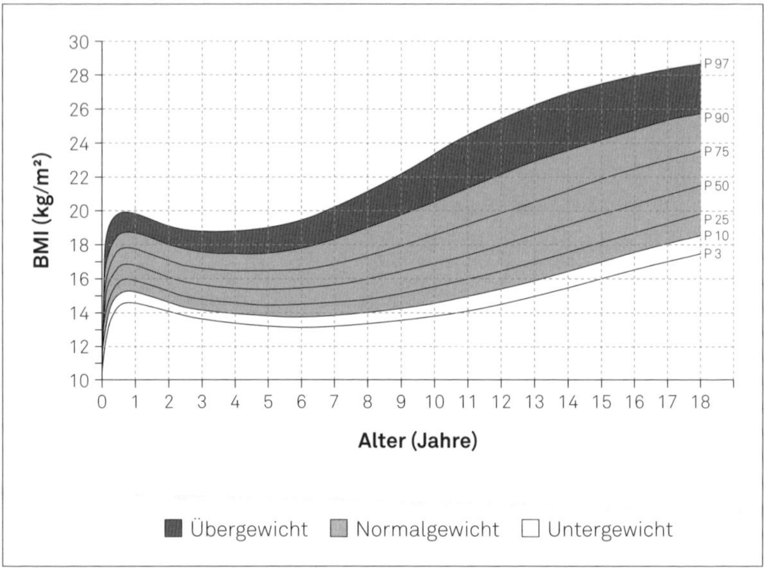

Abbildung 2: Perzentile für den Body-Mass-Index von Mädchen im Alter von 0 bis 18 Jahren

Die komplizierte Berechnung des BMIs und die Einteilung in Perzentilen kann auch im Internet erfolgen (z. B. unter https://www.pedz.de/de/bmi.html). Ebenso kann Ihre Kinderarztpraxis die Berechnung durchführen, da diese zudem über geeichte Messgeräte für Größe und Gewicht verfügt. Als Abschätzung für den Normalbereich kann auch Tabelle 1 dienen.

Tabelle 1: Abschätzung für den Normalbereich

Körpergröße in cm	Normalbereich Gewicht in kg		Körpergröße in cm	Normalbereich Gewicht in kg	
	von	bis		von	bis
82	11	13	136	26	37
84	11	14	138	26	37
86	11	14	140	28	39
88	11	15	142	29	41
90	12	15	144	30	42
92	12	16	146	31	44
94	12	17	148	33	45
96	12	17	150	34	47
98	13	18	152	35	48
100	13	19	154	37	50
102	14	19	156	38	52
104	14	20	158	39	54
106	15	21	160	41	55
108	15	22	162	42	57
110	16	23	164	44	59
112	16	23	166	46	61
114	17	24	168	47	63
116	17	25	170	49	65
118	18	26	172	51	67
120	19	27	174	52	69
122	20	28	176	54	72
124	20	29	178	56	74
126	21	30	180	58	76
128	22	32	182	60	78
130	23	33	184	62	81
132	24	34	186	64	83
134	25	35	188	66	86

1.3 Hat mein Kind aufgrund von Krankheit Übergewicht?

Krankheiten als Ursachen des Übergewichts sind sehr selten und liegen bei weniger als 1% aller Kinder mit Übergewicht vor. Hinweise hierauf stellen dar:
- schon massives Übergewicht im Alter von 2 Jahren,
- Kleinwuchs oder ein vermindertes Wachstum,
- eine sehr rasche Gewichtszunahme.

Sollten Sie eines dieser Zeichen bei Ihrem Kind beobachten oder Übergewicht verbunden mit einer allgemeinen Entwicklungsverzögerung bei Ihrem Kind vorliegen, so sollten Sie einen Kinderarzt aufsuchen, um eine zugrunde liegende Krankheit auszuschließen. Zum Teil können diese sehr effektiv mit spezifischen Medikamenten therapiert werden.

Symptome, die häufig bei Personen mit Übergewicht anzutreffen sind und keine Krankheit darstellen, sind unblutige Hauteinrisse durch die Gewichtszunahme („Schwangerschaftsstreifen“) und eine brustdrüsenähnliche Schwellung bei Jungen mit Übergewicht durch das vermehrte Fettgewebe.

Auch psychiatrische Erkrankungen (z.B. Essstörungen) können Übergewicht auslösen oder begünstigen. Sie sollten unbedingt eine Kinder- und Jugendpsychiaterin zurate ziehen, wenn Ihr Kind:
- selbst Erbrechen herbeiführt,
- sehr große Nahrungsmengen in kurzer Zeit verzehrt oder
- Abführmittel benutzt.

Übermäßiges Essen kann auch durch psychologische Probleme ausgelöst werden. Falls Sie mindestens drei der folgenden Fragen mit „Ja“ beantworten, geht es Ihrem Kind nicht gut:
- Ist Ihr Kind häufig unerklärlich traurig?
- Zieht Ihr Kind sich mehr und mehr auch von seinen Freunden zurück?
- Fällt es Ihrem Kind schwer, Freundinnen zu finden, oder hat es keine Freunde?
- Klagt Ihr Kind häufig über Alpträume?
- Hat Ihr Kind häufig Einschlaf- oder Durchschlafschwierigkeiten?
- Sind die Schulnoten plötzlich deutlich schlechter geworden?
- Werden Sie von anderen gefragt, die Ihr Kind auch gut einschätzen können, was mit Ihrem Kind los sei?

Sollte es Ihrem Kind nicht gut gehen, ist es wichtig, die Ursachen hierfür zu ermitteln, bevor das Problem des Übergewichts in Angriff genommen werden kann. Dafür benötigen Sie sehr viel Fingerspitzengefühl. Möglicherweise kommen Sie nicht ohne die fachkundige Hilfe eines Kinder- und Jugendpsychotherapeuten aus. In jedem Falle ist es wichtig nachzuvollziehen, was Ihr Kind bedrückt. Erst wenn es Ihrem Kind gefühlsmäßig wieder besser geht, kann das Problem des Übergewichts in Angriff genommen werden.

1.4 Werden aus Kindern mit Übergewicht auch Erwachsene mit Übergewicht?

Pummelige Babys wachsen nicht zwangsläufig zu Kindern mit Übergewicht heran. Frühere Aussagen, nach denen Fettzellen, die einmal angelegt werden, für das Entstehen von Übergewicht bei Kindern und Jugendlichen bestimmend seien, sind heute nicht mehr haltbar. Jedoch steigt mit dem Alter der Kinder mit Übergewicht das Risiko deutlich an, auch als Erwachsene übergewichtig zu sein. Von den Kleinkindern mit Übergewicht werden 14 % zu Erwachsenen mit Übergewicht. Von den 7-jährigen Kindern mit Übergewicht nehmen bereits 41 % dieses Problem mit ins Erwachsenenalter. Das höchste Risiko, lebenslang mit Übergewicht belastet zu sein, finden wir in der Altersgruppe ab 10 Jahren. Aus ihnen werden zu 70 bis 80 % Erwachsene mit Übergewicht.

Das Gewicht der Eltern stellt einen weiteren wichtigen Faktor dar für das Risiko, als Erwachsener Übergewicht zu haben. Ein Kleinkind mit Übergewicht hat ein vierfach höheres Risiko, auch noch im Erwachsenenalter übergewichtig zu sein, wenn auch ein Elternteil selber von Übergewicht betroffen ist, während das Risiko gering ist, wenn die Eltern beide normalgewichtig sind.

Gut zu wissen

Je länger das Übergewicht besteht, desto größer ist das Risiko für Kinder, das Übergewicht auch im Erwachsenenalter zu behalten. Das Risiko erhöht sich zusätzlich, wenn weitere Familienmitglieder Übergewicht haben. Der Spruch „das wächst sich aus“ trifft nach dem Kleinkindesalter nicht mehr zu!

1.5 Was ist ein realistisches Gewichtsziel?

Bevor wir zu den Behandlungsmöglichkeiten des Übergewichts im Kindesalter kommen, soll noch geklärt werden, was ein realistisches Gewichtsziel ist und wie Erfolg gemessen werden kann. Bei dem Versuch, Übergewicht zu reduzieren, ist es entscheidend, realistische Erwartungen zu haben, da Sie und Ihr Kind ansonsten leicht enttäuscht werden können. Möglicherweise haben Sie zusammen schon viel erreicht und vielleicht nur zu viel erwartet. Tritt die Enttäuschung erst einmal auf, besteht die große Gefahr, alles hinzuwerfen. Damit wäre jedoch niemandem geholfen und nichts gewonnen.

Diäten mit strengen Kalorienplänen und Verboten werden gerne als vermeintlich schnell wirksame Möglichkeit der Gewichtsreduzierung in Angriff genommen. Meist auch mit anfänglichem Erfolg. Allerdings hält dieser in der Regel nicht lange an. Die „heruntergehungerten" Kilos werden meist innerhalb kürzester Zeit wieder zugenommen mit dem Ergebnis, dass man nach einer Diät mehr wiegt als zuvor. Bei dieser Entwicklung spricht man vom sogenannten Jo-Jo-Effekt. Die Erklärung hierfür liegt darin, dass bei einer raschen Gewichtsabnahme der Körper seinen Energieverbrauch auf Sparflamme schaltet. Ein Mensch mit Übergewicht, der rasch an Gewicht verliert, benötigt daher, um ein bestimmtes Gewicht zu halten, viel weniger Energie als ein Mensch, der schon immer dieses Gewicht besaß (rund 10 % Differenz). Ernährt sich der Mensch mit Übergewicht wieder wie vor der Gewichtsabnahme, was aufgrund des aufkommenden Hungergefühls zu erwarten ist, wird sein Gewicht daher noch mehr ansteigen, als es vorher einmal betragen hat, da der Energieverbrauch noch auf Sparflamme geschaltet ist.

Gut zu wissen

Kurzfristige schnelle Gewichtsabnahmen sind aufgrund der Gegenregulationsmechanismen des Körpers meist nicht von langfristiger Dauer, sondern vergrößern das Problem sogar langfristig!

Solche Diäterlebnisse sind sehr frustrierend. Als Erwachsene kann man vielleicht mit derartigen Misserfolgen einigermaßen umgehen. Bei Kindern und Jugendlichen ist das anders. Strenge Essensregeln, Kalorienzählen, Verbote von Lebensmitteln können die Entwicklung eines gesunden Essverhaltens negativ beeinflussen. Verbote setzen sich in den

Köpfen fest und fixieren die Kinder und Jugendlichen darauf, diese Verbote einzuhalten. Als Folge entwickelt sich oft ein Heißhunger auf die verbotenen Lebensmittel.

Geheimnis des Erfolges: langsam, aber stetig

Der Erfolg versprechende Ausweg, um dem Jo-Jo-Effekt zu entgehen, ist eine behutsame, langfristige Veränderung von Verhaltensweisen, die zu einer langsamen Reduktion des Übergewichts führen. Dies setzt zugegebenermaßen eine hohe Motivation und Ausdauer voraus. Dies kann von Kindern nicht alleine erwartet werden, deswegen benötigen sie immer grundlegend den Rückhalt ihrer Familie.

Solange Ihr Kind mit Übergewicht altersentsprechend wächst, ist ein stabiles Gewicht bereits ein riesiger Erfolg zur Übergewichtsreduktion! Ein Gewichtsstillstand über ein Jahr beim wachsenden Kind entspricht in etwa einer Gewichtsreduktion von 10 kg bei einem ausgewachsenen Erwachsenen! Setzen Sie bitte daher bei einem wachsenden Kind keine Gewichtsabnahme als Ziel!

Gut zu wissen

Gewichtsstillstand ist das Behandlungsziel bei wachsenden Kindern mit Übergewicht! Bei ausgewachsenen Jugendlichen ist eine Gewichtsabnahme von 1 (bis 2) kg pro Monat realistisch.

Es hat sich gezeigt, dass sich bei diesem Ausmaß der Übergewichtsreduktion die Folgeerkrankungen des Übergewichts deutlich verbessern!

Beispiel

Felix (12 Jahre) hat kaum noch Hosen, die ihm passen. Sie sind zwar nicht zu kurz, aber am Hosenbund geht der Knopf kaum zu. Seine Mutter einigt sich mit ihm, dass bei einer Gewichtsabnahme von 5 kg eine neue moderne Hose, die sich Felix sehr wünscht, genehmigt wird.

In diesem Beispiel wird ein viel zu schwieriges Ziel vereinbart. Felix ist gerade im pubertären Wachstumsschub, d.h., er wächst etwa 12 bis 14 cm/Jahr, was alleine schon eine normale Gewichtszunahme von 9 bis

10 kg nach sich zieht. Insgesamt haben Mutter und Sohn somit auf das Jahr gesehen eine Gewichtsabnahme von mehr als 15 kg vereinbart, wenn das Wachstum berücksichtigt wird. Sollte Felix schaffen, dieses Ziel zu erreichen, wäre das natürlich super. Allerdings ist diese Vereinbarung kaum zu erreichen, und er wird möglicherweise beim Verfehlen dieses Ziels sehr frustriert sein. Dass er bereits bei einem Gewichtsstillstand während des Wachstumsschubes sein Übergewicht schon deutlich reduziert hat, ist ihm und seinen Eltern gar nicht bewusst und er resigniert möglicherweise. Kleine Ziele erfolgreich abzuschließen (d. h. Gewichtsstillstand über z. B. 2 Monate) führt hingegen zu einer verstärkten Motivation. Das langfristige Ziel einer dauerhaften Übergewichtsreduktion kann somit viel besser erreicht werden.

Wie kann Erfolg gemessen werden?

Der Erfolg aller Bemühungen spiegelt sich zuerst auf der Waage wider. Bis Veränderungen äußerlich sichtbar werden, Hosen rutschen oder kleinere Kleidergrößen passen, vergeht einige Zeit, auch wenn alles „perfekt“ gemacht wird. Werden Teilerfolge erreicht und bemerkt, führt dies häufig zu einem neuen Motivationsschub. Ein positiv verändertes Aussehen wird meist zuerst von Personen bemerkt, die das Kind längere Zeit nicht gesehen haben (z. B. Verwandte), da die Veränderungen schleichend auftreten und Personen, die die Kinder täglich sehen (z. B. Eltern), diese gar nicht wahrnehmen können.

Um die Motivation zu steigern durch Erreichen von Etappenzielen und zur Kontrolle, ob die Bemühungen zum Erfolg führen, ist es sehr wichtig, Ihr Kind regelmäßig zu wiegen. Dazu soll Ihr Kind aber keineswegs jeden Tag auf die Waage (Gewichtsschwankungen von bis zu 1 kg sind im Tagesverlauf normal). Ideal sind einmal wöchentliche Gewichtskontrollen jeweils zur selben Zeit (z. B. immer sonntags morgens). Es hilft auch, das wöchentliche Gewicht in einem Heft zu protokollieren, um mitzubekommen, wenn das Gewicht möglicherweise schleichend, aber stetig nach oben geht. Vielleicht können Sie Ihr Kind auch bei der Kinder-/Hausärztin einmal wöchentlich wiegen lassen. Eine „äußere“ Kontrolle ist manchmal auch ein Motivationsschub.

Ohne Gewichtskontrollen kommt man nicht aus. Bis man eine Gewichtszunahme „spürt“ (d. h. Hosen werden zu eng, Aussehen verändert sich), hat man im Durchschnitt mehr als 4 kg zugenommen. Wenn man aber erst dann bemerkt, dass die Bemühungen nicht ganz erfolgreich sind, hat man viel Zeit verschenkt und muss erneut bei einem höheren Ausgangsgewicht beginnen.

Gut zu wissen

Regelmäßige Gewichtskontrollen einmal pro Woche sind erforderlich und ausreichend, um Erfolge und Gewichtszunahmen frühzeitig zu erfassen!

2 Wissenswertes zur Ernährung

2.1 Was braucht mein Kind?

Liebe Eltern, Sie fragen sich vielleicht, was die richtige, gesunde Kinderernährung ist. Zunächst gilt einmal:

Gut zu wissen

Kinderernährung ist Familienernährung, also eine Kost für die gesamte Familie, egal ob übergewichtig oder schlank, klein oder groß.

Mit diesem Ratgeber möchten wir Ihnen dabei helfen, die Ernährung in Ihrer Familie so zu gestalten, dass Ihr Kind ohne Diätfrust sein Gewicht normalisieren kann. Dazu brauchen Sie keine Kalorien- oder Nährwerttabellen, denn wir zeigen Ihnen ganz praktisch anhand unseres Konzepts der Optimierten Mischkost, kurz *OptimiX,* wie Ihr Kind mit allen benötigten Nährstoffen für Wachstum und Entwicklung gut versorgt wird. Vorab nur kurz das Wichtigste zu Kalorien und Nährstoffen, damit Sie verstehen, warum wir manche Lebensmittel besonders empfehlen und andere weniger.

Kalorien und Nährstoffe: kurzgefasst

Jeder Mensch braucht *Energie,* um den Körper für seine lebenswichtigen Funktionen zu versorgen und um aktiv zu sein. Die Energie misst man in Kilokalorien, abgekürzt kcal, oder Kilojoule, abgekürzt kJ. Der Energiebedarf setzt sich im Wesentlichen aus drei Bausteinen zusammen: dem Grundumsatz, der den größten Teil ausmacht, dem Leistungsumsatz für die körperliche Aktivität und einem geringen Anteil an Energie für die Nährstoffverarbeitung im Körper.

Der Grundumsatz ermöglicht es unserem Körper, lebenswichtige Funktionen auszuüben, z. B. das Herz schlagen zu lassen, die Atmung aufrechtzuerhalten und das Blut durch den Körper fließen zu lassen. Der Leistungsumsatz ist die Energiemenge, die benötigt wird, um unseren Körper bei den Tagesaktivitäten zu unterstützen, zum Beispiel beim Gehen, Laufen, Sitzen und Sport treiben.

Gut zu wissen

Den Energieumsatz des Körpers können Sie mit einem Autotank vergleichen: Ihr Auto muss getankt werden, damit Sie damit fahren können. Genauso ist es mit unserem Körper: Wenn wir aktiv sein wollen, müssen wir ihm Energie zuführen.

Energielieferanten der Nahrung sind Fette, Kohlenhydrate und Eiweiß. *Fett* ist am energiereichsten. Fettreiche Lebensmittel sind deshalb in der Regel auch kalorienreich. *Fette* finden sich vor allem versteckt in tierischen Lebensmittelprodukten (z.B. Wurst, Fleisch, Käse) und den meisten Süßigkeiten sowie natürlich in den sichtbaren Fetten wie Butter, Margarine und Speiseöl.

Kohlenhydrate kommen in Form von Stärke vor allem in Getreide vor, aber auch in Obst und Gemüse. Diese Lebensmittel enthalten neben vielen wichtigen Nährstoffen (Vitamine, Mineralstoffe) und gesundheitsförderlichen sekundären Pflanzenstoffen meist auch viel Ballaststoffe, die den Sättigungswert erhöhen, ohne dass sie Kalorien liefern. *Zucker* zählt ebenfalls zu den Kohlenhydraten, enthält aber keine weiteren Nährstoffe. Zucker findet sich in gesüßten Getränken und in vielen Süßigkeiten. Er liefert schnell Energie, danach ist man aber auch schnell wieder hungrig. Nebenbei: Häufiger Zuckergenuss führt auch zu Karies.

Eiweiße sind wichtig als Baustoffe für den Körper. Sie kommen vor allem in Milch, Milchprodukten und Fleisch vor, aber auch in Vollkornprodukten und Hülsenfrüchten. Um die ausreichende Eiweißversorgung müssen Sie sich keine Sorgen machen, denn Kinder und Jugendliche nehmen heute mit ihrer Nahrung reichlich Eiweiß auf.

Vitamine, z.B. Vitamin A, B_1, B_6, C, und *Mineralstoffe* (z.B. Calcium, Magnesium, Eisen, Jod) braucht der Köper nur in winzigen Mengen. Dennoch spielen sie eine wichtige Rolle für die Gesunderhaltung (z.B. die Immunabwehr), das Wachstum und die Entwicklung. Wenn Kinder und Jugendliche mit allen diesen Nährstoffen gut versorgt sind, werden auch das Lernen in der Schule sowie die Leistungsfähigkeit beim Sport begünstigt.

Was sind die Dickmacher in der Ernährung?

Lebensmittel können bei gleichem Volumen eine ganz unterschiedliche Kalorienzahl und damit Energiemenge enthalten. Unser Sättigungsgefühl hängt jedoch vom Volumen der Nahrung ab und weniger von der zugeführten Kalorienzahl. Damit wird verständlich, dass bestimmte Nahrungsmittel mit kleinem Volumen und hoher Kalorienzahl pro Volumen leicht zu Übergewicht führen können.

Fette haben bei geringstem Volumen den höchsten Kaloriengehalt. Sie enthalten 9 kcal pro Gramm, während Kohlenhydrate und Eiweiße nur 4 kcal pro Gramm enthalten. Ferner führen Fette gegenüber den anderen Energielieferanten wie Eiweißen und Kohlenhydraten zu einer geringeren Sättigung. Die Häufigkeit und das Ausmaß des Übergewichts werden daher unter anderem von der Menge des konsumierten Fetts bestimmt. Versteckte Fette finden sich vor allem in Süßigkeiten (wie z. B. Schokolade und Gebäck, diese müssten eigentlich besser als „Fettigkeiten“ bezeichnet werden), Snacks und Fast-Food-Gerichten, aber auch in Vollmilch, Käse und Wurst.

Gut zu wissen

Viel Fett macht übergewichtig! Fettreich sind vor allem tierische Lebensmittel, Süßigkeiten und viele Fast-Food-Gerichte.

Beispiel

Eine Tafel Schokolade enthält 30 g Fett und 540 Kilokalorien, dies entspricht der Kalorienzahl von sieben mittelgroßen Äpfeln (1 Apfel [130 g] = 75 kcal).

Neben den Inhaltsstoffen der Lebensmittel kommt es darauf an, wie der Körper die Lebensmittel verarbeiten kann. Die unverdaulichen *Ballaststoffe,* die vor allem in pflanzlichen Lebensmitteln zu finden sind, helfen, die Lebensmittel optimal, das heißt langsam, zu verarbeiten. Im Gegensatz zu den sogenannten komplexen Kohlenhydraten (z. B. der Stärke in Vollkornbrot, Kartoffeln und Hülsenfrüchten) führt der Verzehr einfacher Kohlenhydrate (v. a. Zucker) zu einer massiven Ausschüttung des Hormons Insulin, damit der Blutzucker im Normbereich gehalten wird. Diese starke Ausschüttung von Insulin erzeugt dann ein starkes Hungergefühl, wenn die zugeführte Energie rasch wieder abgebaut wird. Einfache Kohlenhydrate wie *Zucker* werden vom Körper sehr schnell abgebaut. Daher führt der Genuss von Zucker in Lebensmitteln bereits nach wenigen Stunden wieder zu einem Hungergefühl im Gegensatz zum Verzehr von z. B. Vollkornbrot.

Gut zu wissen

Zucker führt langfristig zu einem vermehrten Hungergefühl!

Beispiel

Eine Scheibe Weißbrot enthält 20g Kohlenhydrate und 1,4g Ballaststoffe. Eine Scheibe Brot aus Vollkornmehl enthält ebenfalls 20g Kohlenhydrate, jedoch 4g Ballaststoffe. Nach Verzehr einer Scheibe Weißbrot tritt nach ungefähr eineinhalb Stunden wieder ein Hungergefühl ein, bei Verzehr derselben Menge Vollkornbrot erst nach etwa drei Stunden.

Getränke können eine wesentliche Kalorienquelle darstellen. Man trinkt, weil man Durst, nicht, weil man Hunger hat. In manchen Getränken, die zuckerhaltig sind, verstecken sich aber so viele Kalorien wie in einer Zwischenmahlzeit. Zu den zuckerhaltigen Getränken gehören gesüßte Produkte wie z.B. Cola, Limonade, Eistee, aber auch Getränke mit hohem natürlichen Fruchtzuckeranteil wie z.B. Orangensaft und Apfelsaft. Diese Getränke enthalten nicht nur Kalorien, sie führen auch bei Genuss größerer Mengen durch den hohen Zuckerzusatz nach wenigen Stunden erneut zu Hunger.

Gut zu wissen

Süße Getränke führen zu einer Gewichtszunahme!

Beispiel

Ein Glas Cola (0,25l) enthält 25g Zucker (= 9 Stück Würfelzucker) und damit 100kcal.

Was essen Kinder heutzutage?

Die Ernährungspraxis von Kindern und Jugendlichen wurde über mehr als 20 Jahre in einer speziellen Langzeitstudie am damaligen Forschungsinstitut für Kinderernährung in Dortmund „unter die Lupe" genommen (die sogenannte DONALD-Studie; vgl. hierzu Buyken, Alexy, Kersting & Remer, 2012, und die Website der Universität Bonn: https://www.epi.uni-bonn.de/forschung/donald-studie). Neuere, bundesweite Daten bestätigen die früheren Dortmunder Daten. Das bedeutet, dass sich der Lebensmittelverzehr von Kindern und Jugendlichen in den letzten Jahren nicht wesentlich verändert hat. Wenn Sie die Ergebnisse dieser Studien mit dem vergleichen, was Ihr Kind täglich isst und trinkt, werden Sie feststellen, dass Ihr Kind sich in seinen Ernährungsgewohnheiten möglicherweise gar nicht so sehr von der Mehrzahl der Kinder und Jugendlichen heute unterscheidet. Kinder und Jugendliche essen in allen Altersgruppen gerade einmal die Hälfte der empfohlenen täglichen Mengen an Gemüse, langen aber bei Süßigkeiten umso mehr zu (vgl. Abbildung 3). Dabei sind die Süßigkeiten nicht nur reich an Zucker, sondern auch an Fett, und liefern dann bereits in kleinen Portionen viele Kalorien, ohne gut zu sättigen. Dagegen rangiert Vollkornbrot, das viele Ballaststoffe enthält und anhaltend sättigt, bei der Lebensmittelauswahl der Kinder

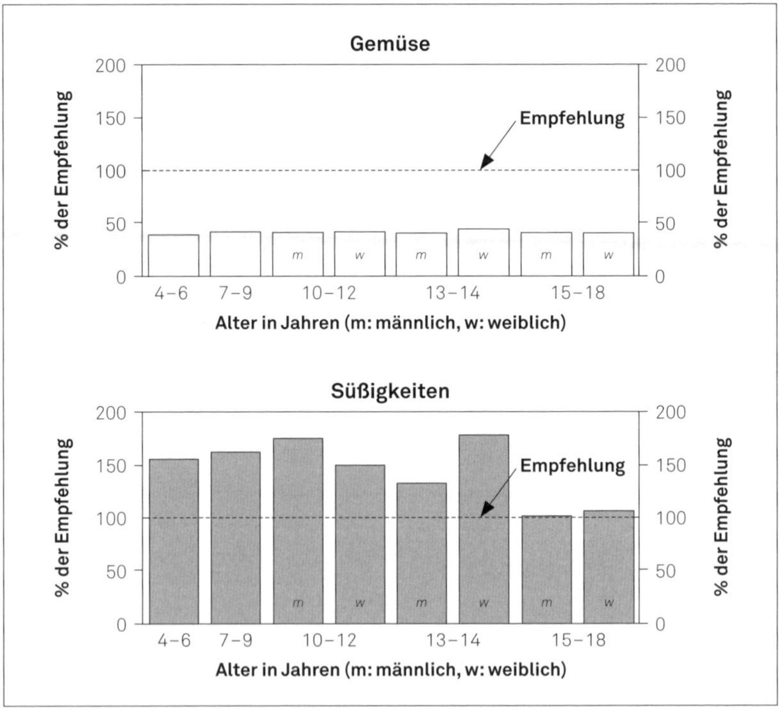

Abbildung 3: Durchschnittlicher täglicher Verzehr von Gemüse und Süßigkeiten von deutschen Kindern (aus der DONALD-Studie) im Vergleich zur empfohlenen Menge in OptimiX (Linie bei 100 %)

weit hinter dem üblichen Graubrot und Weißbrot. Bei Milch und Joghurt werden die fettreichen Vollmilchprodukte bevorzugt, auch bei Wurst sind die fettreichen Wurstwaren am beliebtesten.

Es gibt aber auch erfreuliche Ergebnisse, die Sie dazu ermutigen können, unsere Ratschläge aufzugreifen. Beispielsweise ist der Fettverzehr zwischen 1985 und 2000 zurückgegangen (vgl. Abbildung 4). Ein Grund dafür ist, dass anstatt fettreicher Milch in diesem Zeitraum vermehrt fettarme Milch in den Familien verwendet wurde.

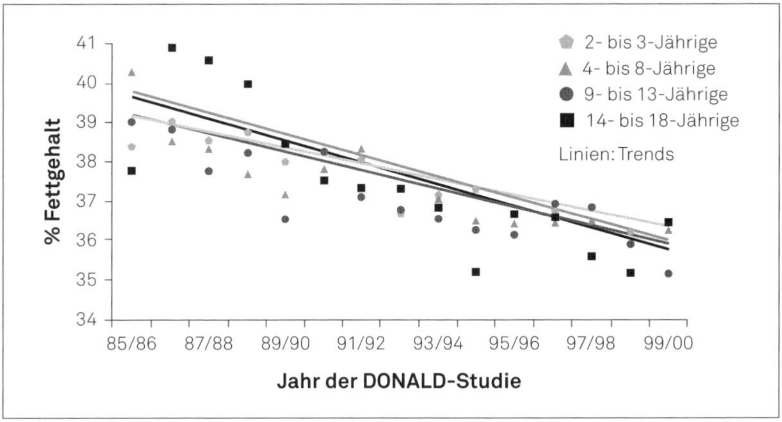

Abbildung 4: Prozentualer Anteil von Fett an der Kalorienaufnahme in der DONALD-Studie zwischen 1985 und 2000

2.2 Langfristige Änderung der Ernährung mit OptimiX

Wie können Sie, Ihr Kind und Ihre gesamte Familie langfristig eine ausgewogene, gesunde Ernährung im Alltag umsetzen? Dabei hilft Ihnen das Ernährungskonzept *OptimiX*. Wir stellen Ihnen zunächst die Grundlagen von OptimiX vor und zeigen Ihnen dann, wie Sie Ihr Kind und Ihre Familie durch verschiedene Übungen und spannende Tests an OptimiX heranführen können. Sie werden feststellen, dass Ihre Familie dabei nicht nach strengen Regeln essen muss oder gar auf bestimmte Lebensmittel verzichten muss.

OptimiX, was ist das?

OptimiX ist die Kurzform für die Optimierte Mischkost, ein Ernährungskonzept, das vom Forschungsdepartment Kinderernährung (FKE) der Universitätskinderklinik Bochum entwickelt wurde. Es eignet sich für alle Kinder und Jugendlichen, ganz gleich, ob sie Gewichtsprobleme haben oder nicht. OptimiX ist sehr praxisnah. Sie brauchen dazu keine Ernährungslehre oder Kalorientabellen. Denn mit OptimiX erhalten die Kinder alle Nährstoffe, die sie brauchen, ohne dass das Kalorienkonto überlastet wird. Auf spezielle Diätprodukte, die in der Regel teuer sind, können Sie verzichten. Für OptimiX braucht man nur übliche Lebensmittel, die Sie in jedem Lebensmittelgeschäft kaufen können. Und was ganz wichtig ist: *OptimiX schmeckt*. Das haben Geschmackstests gezeigt, die das FKE in Schulen durchgeführt hat.

OptimiX ist außerdem eine sogenannte „Vorbeugungskost", oder anders ausgedrückt: *Präventionskost*. Denn mit einer gesunden Ernährung von Kindheit an kann späteren Erkrankungen im Erwachsenenalter, wie z. B. Herz-Kreislauf-Erkrankungen, der Zuckerkrankheit (Diabetes mellitus Typ 2), Osteoporose und auch manchen Krebserkrankungen, die aus einer langjährigen falschen Ernährungsweise entstehen können, vorgebeugt werden.

Einfache Regeln für die Lebensmittelauswahl

Die Ernährung mit OptimiX ist nicht schwierig. Denn für die Lebensmittelauswahl braucht man sich nur drei einfache Regeln zu merken (vgl. Abbildung 5):

1. *Reichlich* sollen Getränke und pflanzliche Lebensmittel (Obst, Gemüse, Vollkornprodukte) verzehrt werden. Regelmäßiges und ausreichendes Trinken von Wasser begünstigt die Gewichtsabnahme. Pflanzliche Lebensmittel enthalten gut sättigende Ballaststoffe, praktisch kein Fett (also wenig Kalorien), aber viele Vitamine und Mineralstoffe.
2. *Mäßig* sollten tierische Lebensmittel (Milch/Milchprodukte, Fleisch/Wurst, Fisch, Eier) verzehrt werden. In Lebensmitteln wie z. B. Fleisch, Wurst, Milch und Käse versteckt sich gerne Fett mit vielen gesättigten Fettsäuren. Deshalb empfehlen wir, fettarme Varianten auszuwählen (vgl. Seite 50 f.).

3. *Sparsam* sollten fett- und zuckerreiche Lebensmittel verzehrt werden. Dazu zählen Speisefette (Öle, Margarine, Butter), fettreiche frittierte und panierte Speisen, Süßigkeiten (z. B. Schokolade, Eiscreme, gesüßte Getränke). Diese Lebensmittel sind kalorienreich, aber arm an wichtigen Nährstoffen. Wenn man diese Lebensmittel nur ab und zu und in kleinen Mengen isst, kann man Kalorien einsparen. Und die Kinder erhalten eine gesunde Ernährung, die sie auch langfristig beibehalten können.

Die drei Regeln für die Lebensmittelauswahl gelten für Kinder, Jugendliche und Erwachsene. Die Optimierte Mischkost kann also in der gesamten Familie umgesetzt werden; so können bei der Veränderung des Ernährungs- und Essverhaltens alle an einem Strang ziehen.

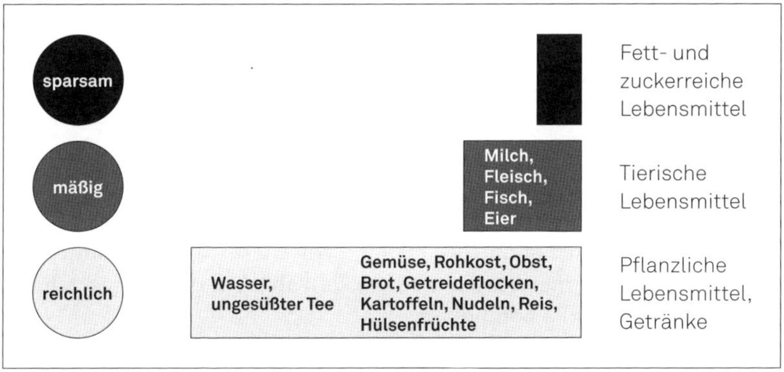

Abbildung 5: Die drei Regeln bei OptimiX – Kernbotschaften für die Lebensmittelauswahl (Forschungsdepartement Kinderernährung FKE)

Gut zu wissen

Sie werden festgestellt haben, dass in OptimiX *keine Verbote* von „ungesunden" Lebensmitteln ausgesprochen werden. Ungesunde Lebensmittel gibt es eigentlich gar nicht, vielmehr kommt es auf die Mengenverhältnisse an. Jedes Lebensmittel hat seinen speziellen Stellenwert in einer gesunden Ernährung. Milch ist zwar fettreich, aber auch z. B. reich an Calcium. Calcium ist ein wichtiger Baustein für das Knochenwachstum. In OptimiX wird von jeder Lebensmittelgruppe gegessen, im richtigen Verhältnis sind ab und zu dann auch Pommes frites und Co. erlaubt.

Wie geht das in der Praxis?

Wie kann nun die Optimierte Mischkost in Ihrem Alltag umgesetzt werden? Ein ganz einfaches Prinzip kann Ihnen dabei helfen: Das *Ampelsystem* (vgl. Tabelle 2 auf Seite 30 ff.). Die drei Regeln der Optimierten Mischkost können mithilfe der Ampelfarben praktisch umgesetzt werden:

Die *grüne* Ampelfarbe steht für *„reichlich"*. Von der grünen Ampelfarbe kann gerne und häufig bei Hunger und Durst verzehrt werden, denn sie ist der „Sattmacher" und bringt viele Vitamine, Mineralstoffe und Ballaststoffe.

Zur grünen Ampelfarbe gehören:
- *Getränke:* Getränke sollen den Durst löschen. Deshalb sollen sie kalorienfrei sein, wie Leitungswasser, Mineralwasser, ungesüßte Kräuter- und Früchtetees.
- *Obst und Gemüse:* Sämtliche Obst- und Gemüsesorten, sowohl frisch als auch tiefgefroren, gehören zu der grünen Ampelfarbe. Wichtig bei Tiefkühlkost ist jedoch, dass kein Zusatz von Butter, Sahne oder Zucker enthalten ist.
- *Vollkornprodukte:* Hierzu gehören z.B. Vollkornbrot, Vollkorntoast, Haferflocken, Vollkornnudeln und Naturreis.

Die *gelbe* Ampelfarbe steht für *„mäßig"*. Von dieser Gruppe können Sie und Ihre Kinder gerne verzehren, Sie sollen aber auf die Menge achten. Die gelbe Ampelfarbe beinhaltet:
- Fettarme Wurst- und Käsesorten,
- fettarme Milch- und Milchprodukte (bis zu einem Fettgehalt von 1,8 %),
- Süßigkeiten mit geringem Fettgehalt wie z.B. Gummibärchen und Salzstangen,
- reine Fruchtsäfte, die Kalorien nur aus dem fruchteigenen Zucker enthalten.

Die *rote* Ampelfarbe steht für *„sparsam"* oder *„Stopp"*. Von diesem Ampelbereich sollte man wenig essen und nicht jeden Tag. Er beinhaltet *fett- und zuckerreiche* Lebensmittel mit vielen Kalorien wie:
- Speisefette,
- Vollmilchprodukte (3,5 % Fett),
- fettreiche Wurst- und Käsesorten,
- Schokoladenprodukte, Nuss-Nougat-Creme, Sahnetorten,
- Fruchtsaftgetränke und Limonaden mit zugesetztem Zuckerwasser.

Bei der Einübung des Ampelsystems (vgl. Tabelle 2 auf Seite 30–33) geht es darum, dass Sie und Ihr Kind lernen, eigenständig mit den Lebensmitteln umzugehen. Sie stellen z. B. fest, dass ein fettreiches Lebensmittel wie Leberwurst zum „roten“ Ampelbereich gehört, dass es aber leckere fettarme Alternativen im gelben Ampelbereich (z. B. Geflügelwurst) gibt. In Tabelle 3 (vgl. Seite 34–35) finden Sie eine Auflistung zum Austausch von Lebensmitteln aus dem roten Ampelbereich durch Lebensmittel aus dem grünen und gelben Ampelbereich.

Praxistipp

Das Ampelsystem (vgl. Tabelle 2) sollte in Ihrem Haushalt einen festen Platz einnehmen. Am besten suchen Sie sich einen Platz in der Küche, wo Sie die Ampeltabelle der folgenden Seiten anbringen, damit Sie anfangs immer wieder nachschauen können. Nehmen Sie Ihre beliebtesten Kochrezepte, die auch Ihre Kinder gerne essen, zur Hand und schauen Sie sich die Zutaten an. Was ist evtl. an diesem Rezept veränderbar? Versuchen Sie, die Zutaten nach den Ampelfarben anzumalen und rote Bereiche durch gelbe Alternativen auszutauschen, z. B. in der Lasagne statt fettreichem Gehacktem halb und halb mageres Rindergehacktes einzusetzen, statt der Béchamelsoße mit Crème fraîche besser saure Sahne usw. Wie das geht, zeigt auch unsere Rezeptsammlung (vgl. Seite 166 ff.). Sie werden feststellen, wie einfach kalorienreiche Lebensmittel auszutauschen sind und dass Ihr Rezept trotzdem gekocht werden kann und gar nicht so anders schmeckt. Vielleicht bemerkt es Ihre Familie nicht einmal.

Tabelle 2: Das Ampelsystem

Grüne Ampel Prima! Okay bei Hunger	**Gelbe Ampel** Kann ich essen, aber nicht zu viel	**Rote Ampel** Stopp! Selten und wenig!
	Getränke	
• Leitungs-, Mineralwasser • Alle Teesorten ungesüßt • Fruchtsaftschorle 2 T. Wasser/1 T. Saft	• 100 % Fruchtsäfte bzw. frisch gepresst • Light-Getränke, z. B. Cola light • Gemüsesäfte	• Fruchtnektare, Fruchtsaftgetränke • Limonaden, Cola-Getränke, Eistee, Malzbier • Gar nicht: alkoholische Getränke
	Brot und Getreideprodukte	
• Vollkornbrot, -brötchen, -toast, Vollkornknäckebrot • Getreideflocken ohne Zucker • Müsli ohne Zucker und ohne Nüsse • Vollkornnudeln, Vollkorn- bzw. Naturreis	• Körnerbrot, Roggenbrot, Mischbrot, Weißbrot, Toastbrot, Brötchen, Rosinenbrötchen, Milch- und Laugenbrötchen, Knäckebrot, Cornflakes • Müsli mit Zucker • Helle Nudeln, weißer Reis	• Croissant, Schokoladencroissant, Schokoladenbrötchen, Käsebrötchen • Gezuckerte Frühstückscerealien wie Schokomüsli, Knuspermüsli, Honigpops, Nougatkissen
	Brotaufstriche	
• Senf • Tomatenmark	• Honig, Marmelade • Brotaufstriche und Pasten auf Basis von Gemüse und Hülsenfrüchten bis 30 % Fett	• Nuss-Nougat-Creme, Erdnuss-, Mandelcreme • Nussmus, Brotaufstriche und Pasten auf Basis von Gemüse und Hülsenfrüchten > 30 % Fett
	Kartoffeln und Kartoffelprodukte	
• Pellkartoffeln • Folienkartoffeln • Salzkartoffeln	• Kartoffelbrei mit 1,5 % Milch o. Fettzusatz • Pommes frites/Kroketten aus Backofen oder Heißluftfriteuse • Gnocchi, Kartoffelsalat mit Joghurtsoße	• Bratkartoffeln • Pommes frites/Kroketten a. d. Friteuse • Kartoffelpuffer, Reibekuchen, Kartoffelsalat

Gemüse und Salat		
• Frisches Gemüse und Tiefkühlware • Alle Salate, Hülsenfrüchte	• Fertigprodukte + Zusatz wie Sahne/Butter, z. B. Buttergemüse/Rahmspinat • Gemüsekonserven, z. B. Erbsen/Möhren	
Obst und Nüsse		
• Frisches Obst und Tiefkühlware • Obstkonserven in Wasser • Maronen	• Trockenobst (z. B. Rosinen, Feigen, Apfelringe) • Obstkonserven mit Zucker • Alle Nusssorten wie Mandeln, Walnüsse, Haselnüsse usw.	
Milch und Milchprodukte		
	• Milch/Joghurt bis 1,5 % Fett, Buttermilch, Quark/Fruchtquark bis 20 % Fett, Fruchtmolke • Saure Sahne und Crème légère bis 10 % Fett • Käse bis 30 % Fett i. d. Tr. • Kakao mit Milch 1,5 % Fett • Pudding, selbst gekocht mit Milch, 1,5 % Fett	• Joghurt, Milch, Dickmilch ab 1,5 % Fett • Quark und Fruchtquark ab 20 % Fett • Fruchtjoghurt ab 3,5 % Fett • Käse ab 30 % Fett i. d. Tr. • Pudding und Kakao mit > als 1,5 % Fett • Schmand, Sahne, Crème fraîche ab 10 % Fett
Fleisch, Wurstwaren, Fisch		
	• Putenschnitzel, Putenbrust, Hähnchenbrust • Schweine-, Rinderfilet oder Schnitzel natur • Tatar, Kalbssteak, Schaschlik • Geflügelbrühwürstchen und -bratwurst bis 15 % Fett • Gekochter und roher Schinken ohne Fettrand • Corned Beef, 50 % fettreduzierte Wurst • Geflügelaufschnitt bis 15 % Fett • Roastbeef • Aspikaufschnitt mager	• Hühnerfrikassee, Hähnchen mit Haut • Schweinesteak, paniertes Fleisch • Kalbsrollbraten • Hackfleisch Rind/Schwein • Rindswurst, Bratwurst, Currywurst • Schinkenspeck, Speck, Bauchfleisch • Leberwurst, Salami, Teewurst, Mettwurst, Mortadella, Fleischwurst, Blutwurst, Leberkäse

Tabelle 2: Das Ampelsystem (Fortsetzung)

Grüne Ampel Prima! Okay bei Hunger	**Gelbe Ampel** Kann ich essen, aber nicht zu viel	**Rote Ampel** Stopp! Selten und wenig!
	Fisch	
	• Fettarmer Fisch, z. B. Seelachs, Kabeljau, Scholle, Schellfisch • Thunfisch in Wasser • Fischstäbchen im Backofen zubereitet	• Hering, Lachs, Räucherfisch, panierter Fisch, TK-Fisch mit Soßen • Thunfisch in Öl • Fischstäbchen mit Fett gebraten
	Eier und Eierspeisen	
	• Gekochtes Ei • Spiegelei und Rührei ohne Fett • Pfannkuchen fettarm	• Eier gebraten in Fett • Rührei mit Speck oder Würstchen • Pfannkuchen normal
	Fette und Öle	
	• Halbfettmargarine, Halbfettbutter • Mayonnaise *bis zu* 50 % Fett	• Margarine, Butter • Mayonnaise, Remoulade • Speiseöl (möglichst Rapsöl und Olivenöl)
	Kuchen, Süßigkeiten und Knabbereien	
• Vollkornreiswaffeln • Kaugummi • Selbsthergestelltes Eis aus Saftschorle	• Hefekuchen mit Obst ohne Streusel • Biskuitkuchen mit Obst, Rosinenbrötchen • Hefeteighörnchen • Buchstabenkekse • Frucht-/Weingummi, Lakritze • Bonbons, Kaubonbons, Lutscher, • Marshmallows und Schaumzucker Wassereis • Salzstangen, Brezel, Popcorn, Grissini	• Sahnetorte • Rührteigkuchen, Blätterteig, Stückchen, Teilchen, Berliner, Krapfen, Donuts, Waffeln • Kekse, Erdnuss-, Müsliriegel • Schokoriegel, Schokolade • Eiscreme, z. B. Milchspeiseeis, Fruchteis auf Milchbasis • Chips, Erdnussflips, Kräcker usw.

Fertigprodukte und Fast Food		
• Salate mit fettarmem bzw. Light-Dressing	• Hamburger, Frühlingsrolle aus dem Backofen • Pizza ohne Salami mit Gemüse (vegetarisch) • Spaghetti/Tortellini mit Tomatensoße • Fettarme Suppen • Ketchup	• Maxiburger, Burger mit Käse oder Mayonnaise • Gyros, Döner • Crêpes • Fischfrikadelle • Pizzen mit Salami oder Thunfisch usw. • Chicken Nuggets, Hot Dog

Tabelle 3: Die Ampelaustauschtabelle

Roter Ampelbereich	Gelbe oder grüne Ampelalternative
Getränke	
• Limonade • Cola • Fruchtsaftgetränke • Eistee • Malzbier	• Leitungs- oder Mineralwasser • Mineralwasser mit Zitrone ohne Zucker • Kräuter-/Früchtetee ohne Zucker • Fruchtsaftschorle (1 Teil Saft, 2 Teile Wasser gemischt)
Frühstücksgetreide	
• Gezuckerte Frühstückscerealien • Schokomüsli	• Müsli aus Haferflocken mit frischen Früchten und fettarmem Joghurt oder Milch • Früchtemüsli ohne Zuckerzusatz • Cornflakes
Milchprodukte	
• Joghurts für Kinder • Fruchtjoghurts • Schnitte mit Milchcreme • Schokomilchdessert • Pudding • Milchreis mit Zucker • Schokoladenpudding mit Sahne • Joghurt mit Schokoladen-stückchen • Fettreicher Schnitt-, Weich- und Schmelzkäse ab 45 % Fett i.Tr. oder 20 % Fett absolut • Sahnequark • Sahne/Crème fraîche	• Obstsalat • Fettarmer Joghurt mit frischem Obst • Magerquark oder Skyr mit frischem Obst • Grütze aus 100 %-igem Fruchtsaft oder frischen Früchten • Milchshake aus frischem Obst und fettarmer Milch • Fettarme Milch oder Joghurt • Fettarmer Schnitt-, Weich- und Schmelzkäse mit 30 % Fett i.Tr. oder 17 % Fett absolut • Saure Sahne
Kekse und Kuchen	
• Mürbeteig • Brandteig • Rührteig • Blätterteig • Sahnetorten • Berliner • Teilchen • Schokoladenkekse	• Biskuitteig • Hefeteig • Quark-Öl-Teig • Obstkuchen • Kekse aus Haferflocken • Vollkornbrötchen mit Frucht-aufstrich • Buchstabenkekse • Reiswaffeln

Tabelle 3: Die Ampelaustauschtabelle (Fortsetzung)

Roter Ampelbereich	Gelbe oder grüne Ampelalternative
Süßigkeiten	
• Schokolade • Milchspeiseeis • Chips • Schokoriegel • Erdnüsse • Flips • Kräcker	• Gummibärchen • Lakritz • Schaumzucker • Schokokuss • Popcorn • Salzstangen • Gebackene, nicht frittierte Chips
Brotbelag	
• Salami, Teewurst, Leberwurst • Mortadella, Bierschinken, Fleischwurst • Nuss-Nougat-Creme, Erdnusscreme	• Putenbrustaufschnitt, Corned Beef, Schinken ohne Fettrand, Aspikaufschnitt • Marmelade, Honig, Fruchtaufstrich • Gemüseaufstrich
Fleisch und Fisch	
• Schweinebauch, panierte Fleischwaren • Bratwurst • Braten • Geräucherter oder panierter Fisch • Pizza • Döner • Gehacktes	• Putenschnitzel • Hähnchenbrust ohne Haut • Mageres Schweine- oder Rindfleisch • Seelachs, Scholle, Kabeljau, Rotbarsch gedünstet • Fleisch ohne Fettränder • Pizza Margherita mit weniger Käse • Gemüse-Döner • Mageres Rindergehacktes
Soßen	
• Sahnesoßen • Crème-fraîche-Soßen • Sauce Hollandaise • Mehlschwitze • Sauce Bearnaise • Carbonara • Mayonnaise	• Sahne oder Crème fraîche durch Milch ersetzen • Magerquark statt Eier • Käse reduzieren und fettarmen bevorzugen • Salatmayonnaise • Joghurtsoße
Nachspeise	
• Eis • Schokoladenpudding mit Sahne • Fertiger Milchreis • Sahnegrießbrei • Sahnejoghurt mit Früchten	• Frischer Obstsalat • Wackelpudding • Pudding oder Milchreis aus fettarmer Milch • Pürierte Früchte

Kleine Hilfen für den Anfang

Wie können Sie das Ampelsystem mit Ihrem Kind einüben? Die folgenden Ernährungsübungen 1 bis 3 (vgl. Seite 38–40) haben sich in unserer Schulung „Obeldicks“ sehr bewährt. Bei Bedarf können Sie die Übungsblätter kopieren und mehrfach verwenden. Lassen Sie einen Abstand von etwa ein bis zwei Wochen zwischen den einzelnen Übungen, um Ihr Kind nicht zu überfordern oder zu langweilen.

Für Fortgeschrittene ist die *Ampelkarte* gedacht (vgl. Abbildung 6 auf Seite 37). Mit dieser können Sie und Ihr Kind über eine Woche jeden Tag alle verzehrten Lebensmittel in Form von Strichen protokollieren, und zwar jeweils in dem Ampelbereich, aus dem das verzehrte Lebensmittel stammt. Hierzu ein Beispiel:

Beispiel

Zum *Frühstück* wird ein *helles Brötchen* verzehrt (→ Strich im *gelben* Ampelbereich). Das Brötchen wird belegt mit *einer Scheibe Putenbrust* (→ Strich im *gelben* Ampelbereich) und die andere Hälfte mit *Butter* (→ Strich im *roten* Ampelbereich) und *Honig* (→ Strich im *gelben* Ampelbereich). Dazu wird ein Glas *fettarme Milch* getrunken (→ Strich im *gelben* Ampelbereich) und ein *Apfel* gegessen (→ Strich im *grünen* Ampelbereich).

Am Ende der Woche werden dann die Striche der jeweiligen Ampelbereiche zusammengezählt. Ziel ist es, die Ampelfarben langsam in Richtung grüner Ampelbereich zu verändern. Kommt als Ergebnis der ersten Woche heraus, dass Ihr Kind in der Woche 40 rote Striche, 30 gelbe Striche und 15 grüne Striche gemacht hat, wird gemeinsam überlegt, was man verändern könnte. Das Ziel für die nächste Ampelkartenwoche könnte lauten: „Nur noch 38 rote Striche und mindestens 18 grüne Striche“. Wählen Sie mit Ihrem Kind erreichbare Ziele aus, ohne auf etwas ganz verzichten zu müssen.

Gewicht: _____ kg	Woche vom: ______________									
	Mo	Di	Mi	Do	Fr	Sa	So	**Summe**	**Ziel**	**Das war**
roter Ampelbereich										
gelber Ampelbereich										
grüner Ampelbereich										

Gewicht: _____ kg	Woche vom: ______________									
	Mo	Di	Mi	Do	Fr	Sa	So	**Summe**	**Ziel**	**Das war**
roter Ampelbereich										
gelber Ampelbereich										
grüner Ampelbereich										

Abbildung 6: Die Ampelkarte

Ernährungsübung 1: Die Einteilung der Lebensmittel und Getränke

Erläutern Sie zunächst Ihrem Kind, dass Sie die Lebensmittel und Getränke in drei Gruppen nach den Ampelfarben einteilen wollen. Die „grüne“ Ampelfarbe beinhaltet die gesunden Lebensmittel und Getränke, die bei Hunger oder Durst gerne bedenkenlos verzehrt werden können. Die „gelbe“ Ampelfarbe steht für alle Lebensmittel und Getränke, bei denen auf die Menge geachtet werden muss, und die rote Ampelfarbe steht für Lebensmittel und Getränke, die zur Gewichtszunahme führen. Tragen Sie und Ihr Kind die bekannten und von Ihrem Kind regelmäßig verwendeten Lebensmittel und Getränke in Abbildung 7 ein. Oder nehmen Sie einen Lebensmittelwerbeprospekt als Vorlage. Gehen Sie die Lebensmittel zusammen mit ihrem Kind durch und überlegen gemeinsam, zu welcher Ampelfarbe diese gehören. Markieren Sie die Lebensmittel mit einem Stift in der passenden Farbe. Anschließend überprüfen Sie die Zuordnungen mit Tabelle 2 (Ampelsystem) auf Seite 30–33. Wenn Ihr Kind gerne bastelt, kann es auch die Lebensmittelbilder aus dem Werbeprospekt ausschneiden und auf einem Plakat aufkleben, sortiert nach den Ampelfarben.

Ernährungsübung 2: Das Ernährungsprotokoll

Lassen Sie Ihr Kind über drei (oder sieben) Tage aufschreiben, *„was“* und *„wie viel“* es insgesamt an jedem Tag isst und trinkt. Dabei soll alles, was in den Mund kommt, notiert werden, also nicht nur die Hauptmahlzeiten, sondern auch, was zwischendurch gegessen oder getrunken wird. Bei Kindern unter 10 Jahren sollten Sie dies zusammen mit Ihrem Kind durchführen. Am besten schreiben Sie immer direkt nach der Mahlzeit auf und nicht erst abends. Helfen Sie Ihrem Kind, wenn es überfordert ist. Anschließend können Sie gemeinsam betrachten, wie viel Ihr Kind von welchen Lebensmitteln üblicherweise isst.

Wenn Ihr Kind Lust dazu hat, kann es das fertige Ernährungsprotokoll in den Ampelfarben ausmalen. Hierzu werden Buntstifte, Textmarker o. Ä. in den Ampelfarben benötigt. Versuchen Sie gemeinsam, für jedes protokollierte Lebensmittel die richtige Ampelfarbe herauszufinden. Ihr Kind malt das Lebensmittel entsprechend an. Lassen Sie Ihr Kind zählen, wie viele grüne, gelbe und rote Lebensmittel an den Protokolltagen verzehrt

Einteilung von Lebensmitteln und Getränken		
Versuche, dir bekannte Lebensmittel den verschiedenen Ampelfarben zuzuordnen.		
Grüne Ampel Prima! Okay bei Hunger	**Gelbe Ampel** Kann ich essen, aber nicht zu viel!	**Rote Ampel** Stopp! Selten und wenig!

Abbildung 7: Vorlage für Ernährungsübung 1

wurden. Sie können nun gemeinsam herausfinden, was im Tagesablauf Ihres Kindes und Ihrer Familie verändert werden kann. Überlegen Sie gemeinsam, welche roten Lebensmittel gegen gelbe oder grüne Alternativen austauschbar sind, damit weniger Fett, Zucker und Kalorien verzehrt werden, ohne dass die Ernährung komplett umgestellt werden muss.

Ernährungsübung 3: Das Ampelratespiel

Tragen Sie und/oder Ihr Kind ein, zu welchem Ampelbereich die in Abbildung 8 aufgelisteten Lebensmittel gehören. Überprüfen Sie anschließend mit der Tabelle 2 (Ampelsystem, vgl. Seite 30–33) Ihre Eintragungen.

Kleine Hilfen für den Lebensmitteleinkauf

Im Supermarkt finden Sie heute eine unüberschaubare Vielfalt von Lebensmitteln, täglich kommen neue hinzu. Nur einen geringen Teil davon machen die einfachen frischen Lebensmittel aus. Die Regale sind zum größten Teil mit Produkten gefüllt, die aus verschiedensten Zutaten zusammengesetzt sind. Woran können Sie erkennen, zu welchem Ampelbereich die Lebensmittel gehören? Es gibt einige Möglichkeiten, die es Ihnen erleichtern, die fett- und zuckerreichen Lebensmittel aus dem „roten“ Ampelbereich zu erkennen.

Die Zutatenliste

Sie finden diese auf der Verpackung eines jeden Lebensmittels. Eine Zutatenliste listet alle Lebensmittel auf, die in dem Produkt enthalten sind, und zwar in absteigender Reihenfolge ihres Gehaltes im fertigen Produkt. Die Zutat, die an erster Stelle steht, ist am meisten im Produkt enthalten. In der Regel können Sie bereits anhand der ersten drei Zutaten das Produkt beurteilen. Leider erfährt man selten genau, in welcher Menge die Zutaten wirklich enthalten sind.

Gut zu wissen

Lassen Sie sich von unbekannten Begriffen in der Zutatenliste nicht täuschen. Zucker hat z. B. viele Namen. Das alles ist Zucker: Saccharose (Haus-

Ampelratespiel		
	Ampelfarbe	**Lösung**
Sahnejoghurt 10 % Fett		
Fruchtjoghurt 1,5 % Fett		
Gekochtes Ei		
Rührei mit gekochtem Schinken		
Bratwurst vom Schwein		
Putenbrust/Putenschnitzel		
Karottensalat		
Kartoffeln, gekocht		
Kartoffelchips		
Birne		
Croissant		
Graubrot, Roggenbrot		
Vanilleeis am Stiel mit Schokoüberzug		
Wassereis am Stiel (Orange)		
Weingummi		
Trinkschokolade		
Apfelsaft		
Margarine		
Butter		
Lakritze		
Paniertes Kotelett		

Abbildung 8: Vorlage zum Ampelratespiel

haltszucker), Glucose (Traubenzucker), Glukosesirup, Fructose (Fruchtzucker), Maltodextrin, Maltitsirup, Invertzucker, Karamell, Melasse, Rohzucker, brauner Zucker.

Übrigens: Honig oder Dicksaft bestehen ebenfalls aus Zucker und sind nicht gesünder als anderer Zucker.

Die Nährwertangaben

Auf der Verpackung vieler Lebensmittel finden Sie auch Angaben zum Gehalt an Energie (kcal, kJ) sowie zu Eiweiß, Kohlenhydraten und Fetten pro 100 g Produkt, oft in Form einer kleinen Tabelle. In manchen Fällen gibt es auch noch Angaben zu Vitaminen und Mineralstoffen, z. B. wenn diese angereichert wurden und in der Werbung hervorgehoben werden. Anhand der Nährwertangaben können Sie herausfinden, wie viel Fett oder Zucker und wie viele Kalorien sich in 100 g des Produktes verbergen, und dies auf die Portion, die Ihr Kind verzehrt, umrechnen.

Hier ein Beispiel für die Angaben auf einem Schokoriegel:

Beispiel

Zutaten: Weizenmehl, Zucker, Schokolade, Haselnüsse, entrahmte Milch, Vanillearoma

Nährwertangaben:

100 g Produkt	1 Portion = 30 g
418 kcal/1.745 kJ	117 kcal/488 kJ
9,0 g Eiweiß	2,5 g Eiweiß
36,0 g Kohlenhydrate	10,1 g Kohlenhydrate
26,5 g Fett	7,4 g Fett

So können Sie erkennen, dass dieser Riegel viel Zucker und Fett (aus der Schokolade und den Nüssen) enthält.

Mit der Zutatenliste und der Nährwertangabe können Sie bereits im Lebensmittelgeschäft verschiedene Produkte wie z. B. Tiefkühlgerichte untereinander nach Fett-, Zucker- und Kaloriengehalt vergleichen. Auch bei Frühstückscerealien (Cerealien = Getreideprodukte) können Ihnen die Zutatenliste und die Tabelle mit den Nährwertangaben eine große Hilfestellung sein. Das Etikett sagt in diesem Zusammenhang nur wenig aus.

Sie werden feststellen, dass viele Frühstückscerealien eigentlich Süßigkeiten sind. Auf immer mehr Verpackungen findet sich der *Nutri*-Score, der innerhalb einer Lebensmittelgruppe die Nährwertqualität hinsichtlich Zucker, Fett, Proteingehalt, Ballaststoffe und Salz vergleicht.

Praxistipp

Hilfreich beim Entdecken der Lebensmittelinhalte sind auch Nährwerttabellen oder entsprechende Apps. Hiermit können Sie und Ihr Kind herausfinden, wie viele Kalorien und wie viel Fett welche Lebensmittel enthalten.

Bewusstes Einkaufen

Was hat Abnehmen mit bewusstem Einkaufen zu tun? Zunächst ein Beispiel:

Beispiel

Petra K., Mutter von zwei Kindern, hat einen stressigen Alltag. Nicht nur ihre zwei Kinder müssen versorgt werden, auch auf der Arbeitsstelle geht es meist hoch her. Zeit zum Einkaufen hat sie kaum. Deswegen geht sie meist nach der Arbeit um 12.30 Uhr schnell einkaufen. Zu dieser Zeit ist sie immer sehr hungrig und nimmt gerne ein paar Süßigkeiten für den Heimweg mit. Die Reste der Süßigkeiten vertilgen dann die Kinder.

Wenn Sie hungrig und ohne Einkaufsplan einkaufen gehen, kaufen Sie im wahrsten Sinne „aus dem Bauch" heraus. Und dies sind dann häufig Lebensmittel, die schnell (ohne Zubereitungszeit) den Heißhunger stillen wie Süßigkeiten und Snacks (also gerade der „rote Ampelbereich"). Sie glauben das nicht? Sie haben sich gut im Griff? Vielleicht wagen Sie das Experiment, einmal hungrig und einmal satt einkaufen zu gehen. Schreiben Sie alles auf, was Sie eingekauft haben, und vergleichen Sie anschließend. Gehen Sie noch einmal die Liste durch mit der Frage, was Sie wirklich brauchten. Fehlte etwas? Oder waren Speisen dabei, bei denen Sie sich im Nachhinein fragen, warum Sie diese gekauft haben?

Ideal ist es, sich in Ruhe einen Einkaufszettel zu machen und im Geschäft nicht von diesem Zettel abzurücken. Denn auch das Schlendern durch den Supermarkt kann dazu führen, dass man viele Dinge kauft, die man vielleicht irgendwann einmal gebrauchen könnte. Sie sparen sogar noch etwas Geld, wenn Sie nur noch das kaufen, was Sie auch wirklich benötigen. Vielleicht können Sie auch Ihr Kind dazu gewinnen, gemeinsam mit Ihnen den Einkaufszettel anzufertigen und z. B. mit den Ampelfarben zu markieren.

Gut zu wissen

Ein Einkaufszettel hilft, nur das zu kaufen, was Sie wirklich benötigen.

Beim Einkaufen haben Sie die Ernährung Ihrer Familie sozusagen in der Hand. *Alles,* was eingekauft wird, wird auch gegessen – von Ihnen oder anderen Familienmitgliedern. Denn die Süßigkeitenvorräte zu verzehren ist für Ihre Kinder viel einfacher, als extra nach draußen zu gehen und sich die Süßigkeiten zu kaufen.

2.3 Welche Lebensmittel sind für mein Kind richtig?

Getränke

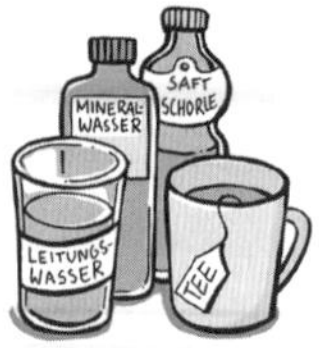

Das wichtigste Lebensmittel ist Wasser. Unser Körper besteht zum größten Teil aus Wasser. Auf Wasser kann der Körper nur kurze Zeit verzichten. Schon längere Trinkpausen, z. B. wenn Kinder abends und am darauffolgenden Morgen nichts trinken, können dazu führen, dass sie in der Schule nicht mehr optimal leistungsfähig sind.

Reichliches Trinken hilft auch beim Abnehmen. Es kommt aber auf die richtige Auswahl der Getränke an.

- Im *grünen* Ampelbereich befinden sich Leitungswasser (Trinkwasser), Mineralwasser, ungesüßter Früchte- oder Kräutertee. Diese Getränke sind energiefrei. Leitungswasser hat weitere Vorteile: Es ist immer verfügbar, bestens kontrolliert, preiswert und außerdem umweltfreundlich. Viele Kinder trinken allerdings nicht gerne reines Wasser, sondern lieber eine Obstsaftschorle. Auch eine Schorle befindet sich im grünen Ampelbereich, wenn sie stark verdünnt und energiearm ist. Hierzu verwenden Sie einen Teil Saft und zwei oder besser drei Teile

Wasser. Die neuen Air Up-Flaschen bieten eine weitere kalorienfreie Alternative, sind in der Anschaffung jedoch teuer. Ebenso zählt Wasser mit Geschmack ohne Süßungsmittel in den grünen Ampelbereich.
- Der *gelbe* Ampelbereich beinhaltet energiehaltige Getränke wie reine Fruchtsäfte. Diesen wird zwar kein Zucker zugesetzt, aber sie enthalten Zucker aus den Früchten (Fruchtzucker), der ebenso viele Kalorien liefert wie Zucker. Trinkt Ihr Kind viel unverdünnten reinen Fruchtsaft, nimmt es damit auch viele Kalorien auf. Wenig verdünnte Schorle (1 : 1) gehören auch in den gelben Ampelbereich, ebenso andere Light-Getränke, die mit kalorienfreiem Süßstoff gesüßt wurden. Diese sollten jedoch besonders von Kindern nur in Ausnahmefällen genossen werden.
- Im *roten* Ampelbereich befinden sich Limonaden, Eistee, Malzbier und Fruchtnektare/Fruchtsaftgetränke. Letztere sind mit Wasser verdünnte Fruchtsäfte, welche mit zusätzlichem Zucker versetzt werden. Getränke im roten Ampelbereich enthalten viel zugesetztes Zuckerwasser. Trinkt man viel aus dem roten Ampelbereich, löscht man nicht den Durst, sondern durch den hohen Zuckergehalt bekommt man *noch mehr Durst*. Getränke wie Eistee oder Cola-Getränke enthalten zudem noch Koffein, d.h., sie sind Genussmittel und deshalb eigentlich nichts für Kinder. Dasselbe gilt für Energydrinks, die aufputschend wirken und zu massiven Herz-Kreislaufbeschwerden führen können.

Tabelle 4 zeigt Ihnen günstige und ungünstige Getränke, wobei die günstigen Getränke nach Kaloriengehalt sortiert sind, d.h. je höher in der Tabelle, desto kalorienärmer und damit besser.

Tabelle 4: Günstige und ungünstige Getränke

Günstige Getränke: löschen den Durst	**Ungünstige Getränke: bilden neuen Durst**
• Leitungswasser • Mineralwasser	• Fruchtsaftgetränke
• Kräuter- oder Früchtetee ohne Zucker	• Cola-Getränke
• Fruchtsaftschorlen im Verhältnis 1 Teil Saft und 2–3 Teile Wasser	• Limonaden • Eistee
• Gemüsesaftschorlen im Verhältnis 1 Teil Saft und 2 Teile Wasser	• Malzbier

Gut zu wissen

Light-Getränke (z.B. Cola light) sind kalorienärmer als zuckerreiche Getränke (z.B. Cola, Limonade). Sie enthalten statt Zucker einen kalorienfreien Süßstoff, der für den Süßgeschmack sorgt. Allerdings wird dem Körper beim Verzehr des Getränks vorgegaukelt, er bekomme ein zuckerreiches (= energiereiches) Getränk. Da das Getränk jedoch keine Kalorien und keinen Zucker enthält, wird das Verlangen nach weiterem Süßen gefördert. Durch den verstärkten Süß-Hunger werden mehr Lebensmittel verzehrt, um den Süßgeschmack zu befriedigen. Nebenbei wird so auch der Verkauf des Getränks angekurbelt.

Ziel bei der Getränkeauswahl sollte daher sein, dass Sie versuchen, Zucker langsam zu reduzieren, um damit den Süßgeschmack zu verringern. Dazu können die Ernährungsübungen 4 und 5 helfen.

Ernährungsübung 4: Limo-Test

Hierfür benötigen Sie ein kleines Glas Limonade mit Zucker und ein Glas Limonade light mit Süßstoff. Lassen Sie Ihr Kind beide Getränke probieren. Zuerst soll es sich entscheiden, welches ihm besser schmeckt. Dann soll Ihr Kind herausfinden, welches der beiden Getränke süßer schmeckt. Vergleichen Sie nach den Tests gemeinsam die Zutatenliste der beiden Flaschen und finden Sie anhand der Nährwertangaben heraus, dass zwar weniger Kalorien in der Limo light enthalten sind, dass sie aber mindestens genauso süß schmeckt. Erzählen Sie Ihrem Kind die Probleme des Süßstoffs und besprechen Sie, welche Getränke den Durst besser löschen.

Ernährungsübung 5: Apfelschorlentest

Nehmen Sie drei gleichaussehende Behältnisse und nummerieren Sie diese mit 1, 2 und 3. Füllen Sie in das erste Gefäß eine Schorle aus zwei Teilen Apfelsaft und einem Teil Wasser, in das zweite eine Schorle aus einem Teil Saft und einem Teil Wasser und in das dritte eine Schorle aus einem Teil Saft und zwei Teilen Wasser. Lassen Sie Ihr Kind im Anschluss alle drei Sorten nacheinander probieren und herausfinden:

1. welche Sorte ihm am besten geschmeckt hat und
2. welche am meisten Saft enthält.

Ergebnis der Übung sollte idealerweise sein, dass Ihr Kind feststellt, dass auch verdünnte Getränke lecker schmecken. Nebenbei wird die Geschmackswahrnehmung verbessert.

Obst und Gemüse

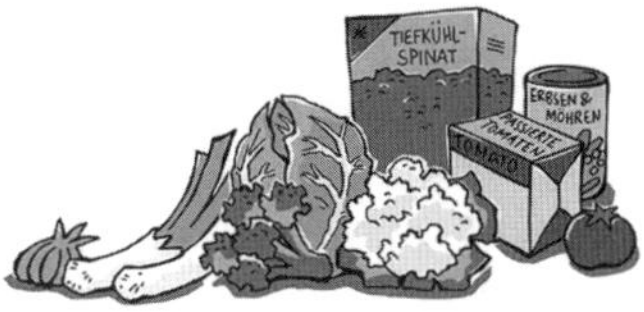

Obst und Gemüse, frisch oder tiefgekühlt, befinden sich im *grünen* Ampelbereich. Diese Lebensmittelgruppe liefert viele Nährstoffe und gesundheitsförderliche sekundäre Pflanzenstoffe und Ballaststoffe. Obst und Gemüse enthalten praktisch kein Fett, aber viel Wasser, sie sind daher voluminös, kalorienarm und gut sättigend. Genießen Sie mit Ihrem Kind die Vielfalt der Obst- und Gemüsesorten, die zu jeder Jahreszeit angeboten werden.

Gut zu wissen

Vielleicht ist Ihnen aufgefallen, dass Ihr Kind nicht gerne grüne Gemüse wie Spinat oder Chinakohl verzehrt? Diese und andere Gemüsesorten schmecken leicht bitter und werden deshalb von vielen Kindern nicht gemocht. Versuchen Sie, sich an Ihre eigene Kindheit zu erinnern, und denken Sie darüber nach, wie gerne Sie Spinat gegessen haben. Mit dem Alter verändert sich das Geschmacksempfinden. Größere Kinder und Erwachsene mögen andere Lebensmittel als kleine Kinder, der Geschmackssinn wird für andere Geschmacksarten empfänglicher.

Tiefgekühltes Obst und Gemüse haben genauso viel oder sogar noch mehr Vitamine als Frischware im Handel. Denn wenn diese lange gelagert wird und möglicherweise bereits welke Blätter aufweist, hat sie schon viele Vitamine verloren. Achten Sie bei Tiefkühlware darauf, dass keine kalorienreichen Zusätze wie Butter oder Rahm (Gemüse) oder Zucker (Obst) enthalten sind.

Wird Gemüse oder Obst hingegen als Konserve (Dose, Glas) angeboten, zählt es zum *gelben* Ampelbereich. Denn dann ist es vorher gekocht und sterilisiert worden. Dadurch geht ein Teil der Vitamine verloren. Obstkonserven sind außerdem in der Regel gezuckert und enthalten somit zusätzliche Kalorien. Konserven zu verwenden ist aber immer noch viel besser, als gar kein Obst oder Gemüse zu essen.

Problem: Ihr Kind mag kein Gemüse

Verweigert Ihr Kind grundsätzlich Gemüse, versuchen Sie dieses in Gerichten zu „verstecken“. Ein Auflauf mit selbst gemachter Tomatensoße aus pürierten frischen Tomaten wird von vielen Kindern besser akzeptiert als ein Tomatensalat. Kinder essen in der Regel auch gerne Suppen. Hier bietet sich die Möglichkeit, das Gemüse in fein pürierter Form anzubieten. Rohkost wird von den meisten Kindern gegenüber gekochtem Gemüse bevorzugt. Richten Sie sich nach den Wünschen Ihres Kindes und bieten Sie ihm die Gemüserohkost, die es gerne isst, häufig und am besten in mundgerechten Stücken an.

Praxistipp

Studien haben gezeigt, dass Kinder und Jugendliche Gemüse in roher Form lieber mögen als gekocht. Und: Wenn Äpfel oder Karotten in mundgerechten Stücken bereitstehen, essen die Kinder mehr davon, als wenn sie als Ganzes angeboten werden. Geben Sie Ihrem Kind deshalb z. B. Rohkost (Tomate, Gurke, Kohlrabi) zum Pausenbrot mit in die Schule. Oder servieren Sie zum Abendessen eine Rohkostplatte zum Brot.

Brot und Getreideprodukte

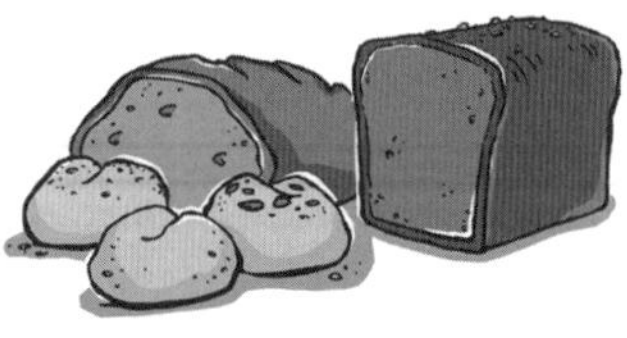

Das Getreidekorn enthält im Inneren einen Mehlkörper, der im Wesentlichen aus Kohlenhydraten in Form von Stärke besteht. Die Randschichten des Korns und der Keimling enthalten dagegen viele Vitamine, Mineralstoffe und Ballaststoffe. Beim Vermahlen des Korns zu Vollkornmehl bleiben alle wertvollen Bestandteile erhalten. Vollkornprodukte sind deshalb nährstoffreich und gut sättigend und zählen zum *grünen* Ampelbereich.

Beim Ausmahlen zu hellem Mehl, z. B. Weizenmehl Typ 405, werden die Randschichten und der Keimling abgetrennt und es verbleibt nur der Mehlkörper des Getreidekorns. Mischbrot, Körnerbrot oder Weißbrot enthalten deshalb weniger Vitamine, Mineralstoffe und Ballaststoffe und sättigen weniger gut. Aus diesem Grund werden derartige Brotsorten dem *gelben* Ampelbereich zugeteilt.

Gut zu wissen

Bei einem Körnerbrot handelt es sich nicht um ein Vollkornbrot, sondern ein Mischbrot, dem nur wenige Körner oder Saaten zugegeben wurden.

Kalorien- und fettreiche Produkte wie Käse- oder Schokobrötchen und Croissants gehören dem *roten* Ampelbereich an. Käsebrötchen enthalten Fett aus dem Käse, der überbacken wurde. In Schokobrötchen stammt das viele Fett aus der enthaltenen Schokolade.

Gut zu wissen

Croissants sind ein Blätterteiggebäck und deshalb sehr fettreich. Der Blätterteig entsteht, indem der ursprüngliche Hefeteig lagenweise geschichtet wird. Damit der Teig schön saftig bleibt, wird zwischen jede Teigschicht eine Lage Fett geschichtet. Dieses Fett geht beim Backprozess in den Teig über. Zur Veranschaulichung: Ein Croissant enthält 14 g Fett und 250 Kalorien, mehr als doppelt so viele Kalorien wie ein Brötchen.

Problem: Ihr Kind mag kein Vollkornbrot

Es gibt Vollkornbrote aus verschiedenen Getreidesorten, die ganz fein ausgemahlen sind und aussehen wie ein übliches Mischbrot. Fangen Sie bei der Umstellung der Brotsorte mit einem Mehl mit hohem Ausmahlungsgrad an (z. B. Typ 1050), bevor Sie ein reines Vollkornmehl einsetzen.

Gut zu wissen

Bei Geschmackstests, die das FKE in Dortmunder Schulen durchführte, erhielt Vollkornbrot, das aus Vollkornmehl gebacken wurde, genauso gute Geschmacksnoten wie das herkömmliche Graubrot oder Weißbrot.

Mit den Ernährungsübungen 6 und 7 (auf dieser und der folgenden Seite) können Sie bei Ihrem Kind vielleicht Interesse für Vollkornbrot wecken.

Ernährungsübung 6: Vollkorngeschmackstest

Versuchen Sie doch einmal gemeinsam mit Ihrer Familie, mit einer Geschmacksübung Vollkornbrot „ausfindig“ zu machen. Hierzu benötigen

Sie drei unterschiedliche Brotsorten: (1) Ein Brot aus Weizen- oder Dinkelvollkornmehl und einer Zugabe von Körnern oder Saaten, z.B. Sonnenblumen- oder Kürbiskernen, (2) ein Brot aus Weizen- oder Dinkelvollkornmehl ohne Körner und Saaten und (3) ein Weizen-Roggen-Mischbrot mit Körnern („Körnerbrot"). Alle Brotsorten werden in mundgerechte Stücke geschnitten und jedes in eine Dose gegeben. Die Dosen nummerieren Sie von 1 bis 3. Die Aufgabe besteht darin, herauszufinden, welche beiden der drei Brote Vollkornbrote sind.

Nachdem sich alle Teilnehmer entschieden haben, sollten Sie den Test auflösen (Lösung 1 und 2). Übrigens: Bei unseren Tests in der Obeldicks-Schulung wurde das Vollkornbrot von vielen Kindern und Jugendlichen nicht herausgeschmeckt. Gerade das fein gemahlene Vollkornbrot sieht auch aus wie ein übliches Mischbrot.

Ernährungsübung 7: Sättigungstest mit Vollkornbrot

An einem Morgen soll Ihr Kind eine Scheibe Weißbrot essen und an einem anderen Morgen eine Scheibe fein ausgemahlenes Vollkornbrot. An beiden Tagen soll Ihr Kind beobachten, wann danach ein Hungergefühl mit Magenknurren entsteht, und die Uhrzeit notieren. Ihr Kind wird feststellen, dass das Vollkornbrot viel länger satt macht und dass man zudem nicht so viele Scheiben davon verzehren muss, um satt zu werden. Diese Übung setzt voraus, dass Ihr Kind merkt, wann es Hunger und nicht nur Appetit hat (vgl. Seite 109ff.). Einigen Kindern mit Übergewicht geht diese Fähigkeit verloren. Deswegen sollten Sie diese Übung besser nur durchführen, wenn Sie sich sicher sind, dass Ihr Kind seinen Hunger spürt.

Milch

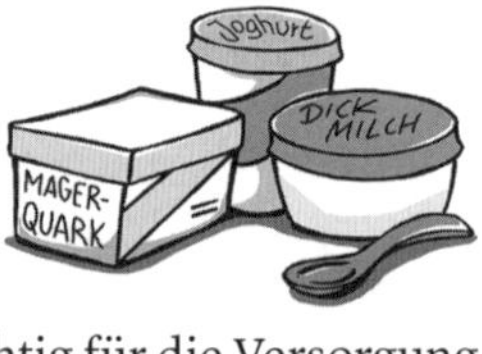

Milch und Milchprodukte wie Joghurt, Speisequark oder Käse enthalten Fett mit viel gesättigten Fettsäuren. Diese Lebensmittel sind aber wichtig für die Versorgung mit bestimmten Nährstoffen wie Calcium, Vitamine B_2 und B_{12}.

Sie sollen deshalb in fettarmen Varianten verwendet werden, z.B. Milch und Joghurt mit 1,5% Fett oder Magerquark, und zählen dann zum *gelben* Ampelbereich. In den fettreicheren Varianten, z.B. Vollmilch, Sahne, fettreicher Käse, zählen sie zum *roten* Ampelbereich. Milch zählt in OptimiX nicht zu den Getränken, denn es ist ein nährstoffreiches Lebensmittel!

Fleisch

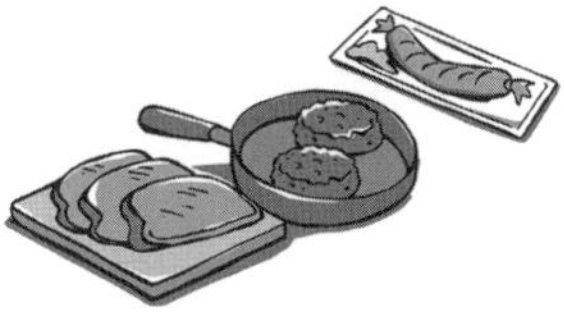

Fleisch ist ein wertvolles Lebensmittel, da es reich an Nährstoffen wie Eisen und Zink sowie den Vitaminen B_1 und B_{12} ist. Das Fett im Fleisch enthält aber viele gesättigte Fettsäuren. Zum *gelben* Ampelbereich zählen mageres schieres Fleisch sowie fettarme Fleisch- und Wurstwaren mit bis zu 20 % Fett. Produkte mit mehr als 20 % Fett gehören in den *roten* Ampelbereich. Die Tabelle 5 zeigt Ihnen, wie viel Fett sich im Durchschnitt in Fleisch- und Wurstwaren versteckt.

Tabelle 5: Fettgehalt verschiedener Fleisch- und Wurstwaren (in %)

Weniger als 10 % Fett	Aspikaufschnitt, Corned Beef, Roastbeef, Schinken (ohne Fettrand, gekocht oder roh), Putenbrustaufschnitt, Hähnchenbrustaufschnitt
10 bis 20 % Fett	Brühwurstaufschnitt (z. B. Geflügelmortadella, Geflügelbierschinken, Geflügeljagdwurst), Kasseler-Aufschnitt, Schweinebraten
20 bis 30 % Fett	Blutwurst, Bratwurst, Brühwürstchen, Leberwurst
30 bis 40 % Fett	Dauerwurst (z. B. Salami, Cervelatwurst, Mettwurst, Sucuk), Streichwurst (z. B. Teewurst)

2.4 Wie können die Mahlzeiten gestaltet werden?

Die Mahlzeitenpyramiden

Regelmäßige Mahlzeiten gehören genauso zu einer gesunden Ernährung wie die Auswahl und die Menge der Lebensmittel. Denn bei großen Abständen zwischen den Mahlzeiten entsteht Heißhunger, sodass man die nächste Mahlzeit in kurzer Zeit und ohne nachzudenken verschlingt (vgl. auch Seite 104f.). Eine regelmäßige Mahlzeiteneinnahme beugt Heißhunger vor, und der Magen wird auch nicht mit so großen Mengen belastet.

In OptimiX werden fünf Mahlzeiten am Tag empfohlen. Dazu gehören drei Hauptmahlzeiten: das Frühstück, das Mittag- und das Abendessen, sowie zwei Zwischenmahlzeiten: eine am Vormittag, z.B. in der Schule, und eine am Nachmittag.

Wir möchten Ihnen mithilfe der Mahlzeitenpyramiden von OptimiX zeigen, wie Sie die verschiedenen Mahlzeiten gestalten können. In diesen Pyramiden sind die Anteile der Lebensmittel bei der jeweiligen Mahlzeit dargestellt (vgl. Abbildung 9 auf Seite 53). Eine Pyramide ist folgendermaßen zu verstehen: Die Lebensmittel im Sockel der Pyramide machen mengenmäßig den größten Anteil der Mahlzeit aus. Je weiter oben die Pyramidenbausteine stehen, desto kleiner werden die Portionen, die für diese Mahlzeit eingesetzt werden.

Die kalten Hauptmahlzeiten: Frühstück und Abendessen

Das Frühstück und das Abendessen sind *kalte Hauptmahlzeiten*. Bei diesen Mahlzeiten sollen fettarme Milch und Milchprodukte wie Joghurt am meisten verzehrt werden. Dazu kommen frisches Obst oder Rohkost und Brot oder Getreideflocken. Brotaufstrich und -belag runden in kleinen Mengen die Mahlzeit ab.

Das *Brot* wird dick geschnitten und dünn mit Streichfett (Butter, Margarine) bestrichen und mit fettarmem Wurst- oder Käsebelag belegt. Geeignet sind auch dünner Honig- bzw. Marmeladenaufstrich oder Obst- oder Rohkostscheiben als Belag. Führen Sie in Ihrer Familie ein, dass Obst oder Rohkost, z.B. in Form von Gurken-, Möhren- oder Kohlrabistiften, wie selbstverständlich zur Brotmahlzeit gegessen werden. Am besten, Sie oder jemand anderes in der Familie bereiten einen Rohkost-Teller zu. Sie werden auch selber merken, dass Sie zwischendurch vielleicht gerne zu solch einem Rohkost-Snack greifen.

Praxistipp

Versuchen Sie, das Streichfett unter Wurst und Käsebelag wegzulassen. Wahrscheinlich schmeckt Ihr Kind nicht einmal den Unterschied.

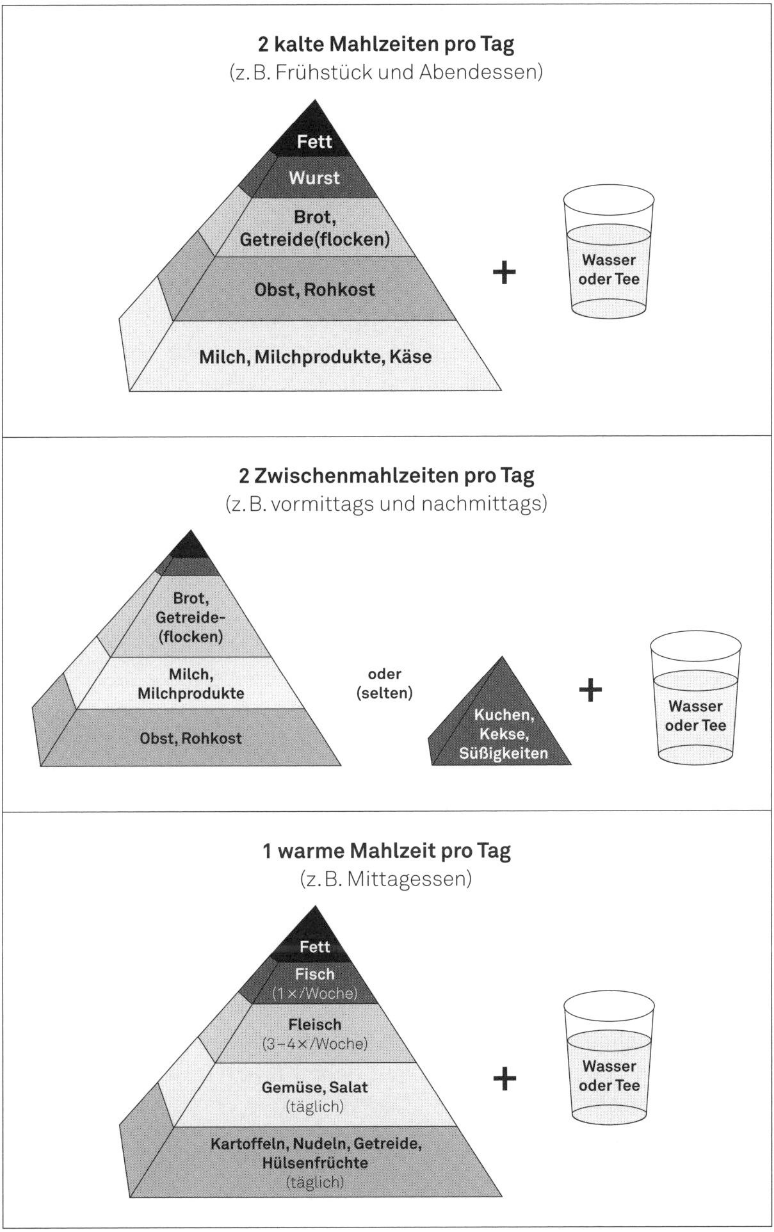

Abbildung 9: Die fünf Mahlzeiten am Tag bei OptimiX

Ein echtes OptimiX-*Müsli* besteht aus Getreideflocken, z. B. Haferflocken, Obststücken und Milch oder Joghurt. Eine solche Mahlzeit ist fettarm und gut sättigend und eine sehr gute Alternative zu Brotmahlzeiten. Zur Gewöhnung an die Vollkornflocken können Sie anfangs Cornflakes zumischen. Die meisten Frühstückscerealien, die Sie kaufen können, zählen zum roten Ampelbereich, da sie viel Zucker enthalten.

Problem: Ihr Kind mag keine Milch?

Möglicherweise mag Ihr Kind aber Milch in anderer Form:

- Versuchen Sie es mit einem leckeren Obst-Milchshake, einem Joghurt oder einer Zwischenmahlzeit mit Milch, z. B. einem leicht gesüßten Vanillepudding oder einer Quarkspeise mit frischem Obst. Denken Sie daran, fettarme Produkte einzusetzen.
- Auch Käse kann als Alternative zu Milch dienen. Die benötigten Mengen sind aber geringer, da Käse ein Konzentrat aus Milch ist und mehr Fett und Kalorien enthält.

Probieren Sie einfach aus, was Ihrem Kind gefällt.

Gut zu wissen

Zu jeder Mahlzeit gehört ein Getränk. Achten Sie jedoch darauf, dass es ein kalorienfreies Getränk ist (siehe Seite 44 ff.). Milch ist kein Getränk zum Durstlöschen, sondern ein nährstoffreiches Lebensmittel. Ihr Kind sollte also keine Milch trinken, wenn es Durst hat.

Die Zwischenmahlzeiten am Vormittag und Nachmittag

Das *zweite Frühstück* am Morgen und der *Imbiss am Nachmittag* sind Zwischenmahlzeiten. Die Zwischenmahlzeit am Morgen nehmen die Kinder und Jugendlichen meist in der Schule als Pausenbrot ein. Hauptbestandteile der Zwischenmahlzeiten sollten neben Brot oder Getreideflocken Obst und Rohkost sein.

Praxistipp

Geben Sie Ihrem Kind das Pausenbrot von zu Hause mit, dann können Sie leichter beeinflussen, was Ihr Kind isst, und dies mit den anderen Mahlzeiten abstimmen. Hat das Kind kein Pausenbrot von zu Hause mitgenommen oder geben Sie ihm stattdessen Geld mit, passiert es schnell, dass es sich einen „roten" Snack auf dem Schulweg oder am Schulkiosk besorgt.

Bei der *Zwischenmahlzeit am Nachmittag* bieten Sie z. B. ein dünn belegtes Brot und dazu Rohkost oder ein Müsli mit frischem Obst an. Jedoch sind auch Obst oder Rohkost allein, z. B. ein Apfel oder einige Möhren, eine geeignete Zwischenmahlzeit. Gelegentlich können auch Süßigkeiten oder Gebäck zu den Zwischenmahlzeiten verzehrt werden, z. B. eine Handvoll Gummibären oder ein Stück Kuchen am Nachmittag. Diese Lebensmittel sollten jedoch nicht täglich auf dem Speiseplan stehen.

Die warme Hauptmahlzeit

Die warme Mahlzeit stellt in ihrer Zusammensetzung etwas ganz Besonderes dar und ist deshalb nicht ohne Weiteres durch die kalten Hauptmahlzeiten zu ersetzen. Die warme Mahlzeit ist üblicherweise das Mittagessen. Sie kann aber genauso gut am Abend eingenommen werden. Dann ist das Mittagessen eine kalte Hauptmahlzeit. Wichtig ist, dass die Einnahme der warmen Mahlzeit in Ihren Familienrhythmus passt.

Kartoffeln, Nudeln und Reis sind Hauptbestandteile dieser Mahlzeit. Sie sind wichtige Nährstofflieferanten und „Sattmacher". Nudeln und Reis sollten etwa zur Hälfte in Form von Vollkornprodukten verzehrt werden. Einmal in der Woche stehen Hülsenfrüchte, z. B. als Eintopf mit Gemüse, auf dem Speiseplan.

Gemüse als Rohkost oder in gekochter Form ist ein weiterer Hauptbestandteil der warmen Mahlzeit. Wichtige Vitamine und Mineralstoffe und gesundheitsfördernde sekundäre Pflanzenstoffe werden mit Gemüse aufgenommen.

Fleisch muss es nicht an jedem Tag geben. Etwa dreimal pro Woche ist eine kleine Fleischportion jedoch ein wertvoller Bestandteil der warmen Mahlzeit. Achten Sie außerdem darauf, dass Sie mageres Fleisch auswählen. Bieten Sie panierte Speisen nur selten an, denn sie nehmen beim Braten viel Fett auf (Tipps zum Fetteinsparen siehe Seite 61 ff.). Fleisch kann teilweise gegen Hülsenfrüchte ausgetauscht werden. Laut aktuellen Empfehlungen können einmal pro Woche Hülsenfrüchte wie Linsen, Bohnen oder Kichererbsen auf dem Speiseplan stehen.

Fisch steht in OptimiX einmal wöchentlich auf dem Speiseplan. Er ist ein wichtiger Lieferant von Jod und enthält zudem wichtige Fettsäuren, wenn Fische wie Lachs, Hering oder Makrele gewählt werden.

Fett für die Speisenzubereitung benötigen Sie für die warme Mahlzeit, aber auch z. B. für den Salat zum Abendessen.

Gut zu wissen

Rapsöl hat, verglichen mit anderen Speiseölen, eine besonders ausgewogene Zusammensetzung. Es ist außerdem vielseitig zum Kochen und Braten geeignet. Zudem ist es preiswert im Supermarkt zu erhalten. Wir empfehlen Ihnen deshalb die Verwendung von Rapsöl.

Beachten Sie: Ein kaltgepresstes Öl eignet sich für die kalte Küche, ein raffiniertes Öl für die kalte *und* warme Küche.

Problem: Ihr Kind mag keine Vollkornnudeln?

Für die meisten Kinder sind die braunen Vollkornnudeln auf dem Teller zunächst ein ungewöhnlicher Anblick. Vielleicht haben Sie selbst diese Nudelsorte auch noch nicht probiert. Am besten beginnen Sie damit, die Vollkornnudeln mit weißen oder bunten Nudeln zu mischen. Das sieht lustig aus und wird von den Kindern eher akzeptiert.

In Geschmackstests in Dortmunder Schulen probierten Schüler zuerst helle Nudeln und Vollkornnudeln mit offenen Augen, einige Tage später mit verbundenen Augen. Viele Schülerinnen schmeckten mit verbundenen Augen den Unterschied nicht mehr heraus.

Problem: Ihr Kind mag nur Fischstäbchen?

Viele Kinder kennen Fisch nur in Form von Fischstäbchen. Aber es gibt auch hier einige Tricks:

- Braten Sie die Fischstäbchen nicht in der Pfanne unter Zugabe von Fett, sondern bereiten Sie diese stattdessen fettarm im Backofen zu. Dann ist gegen Fischstäbchen nichts einzuwenden. Sie zählen in dieser Form zum gelben Ampelbereich.

- Bieten Sie Fisch unpaniert in einer „tomatigen" Soße an, dann mögen ihn auch viele Kinder („Fisch im roten Rock", siehe Rezept auf Seite 182).

Kleine Hilfen für das Kochen

Im heutigen Familienalltag berufstätiger Eltern müssen sich die Kinder mitunter ihre Mahlzeit nach der Schule selbst zubereiten. Daher sind sogenannte Convenience-Produkte immer stärker gefragt. Darunter versteht man Halbfertigprodukte (Tütensuppen, Backmischungen) oder Fertiggerichte (Eintöpfe in Dosen, Tiefkühlgerichte). Tiefkühlpizza, Fertiggerichte aus der Dose, tiefgekühltes fertiges Rahmgemüse oder die kleine Zwischenmahlzeit für zwischendurch, z. B. ein Becher Milchreis mit Schokosoße, bieten unendliche Möglichkeiten für schnelle und einfache Mahlzeiten, mit denen sich auch schon Kinder selbst versorgen können.

Grundsätzlich können Convenience-Produkte in die Ernährung mit OptimiX eingebunden werden – aber möglichst nicht jeden Tag. Denn leider enthalten viele dieser Produkte auch viele Kalorien aus Fett oder Zucker.

Gut zu wissen

Eines der gesündesten Convenience-Produkte sind Hülsenfrüchte aus der Dose. Sie zählen zum grünen Ampelbereich, denn sie sind gute Ballaststofflieferanten, die zudem gut sättigen. Dazu Kartoffeln und Tiefkühl-Gemüse – und fertig ist eine leckere OptimiX-Mahlzeit!

Praxistipp

Es gibt viele Möglichkeiten, um Fertiggerichte mit kleinen Handgriffen zu ausgewogenen Mahlzeiten zu machen:

- Verwenden Sie Gemüse in tiefgefrorener Form. Verzichten Sie bei „Rahm-" oder „Buttergemüse" auf eine weitere Zugabe von Fett.
- Die Tiefkühlpizza können Sie durch Tomaten oder Brokkoliröschen, die vor dem Aufbacken zugegeben werden, aufwerten.
- Das fertige Hühnerfrikassee wird verbessert, wenn noch tiefgefrorenes Gemüse, z. B. Möhren und Erbsen, untergemischt wird.
- Das tiefgefrorene Nasi Goreng wird durch einen frischen Salat ergänzt.

- Soßen-Fix-Produkte können Sie gut mit der Gemüsebrühe des gekochten Gemüses, mit Wasser oder fettarmer Milch anrühren, anstatt mit Sahne oder Vollmilch, die in der Gebrauchsanweisung angegeben sind.

2.5 Was sind kindgerechte Lebensmittelmengen?

Womöglich werden Sie festgestellt haben, dass Ihr Kind bei den Hauptmahlzeiten gerne einen Nachschlag nimmt. Oder aber Ihr Kind isst gar nicht mehr als schlanke Kinder. Was ist also eine kindgerechte Portion?

Die Portionsgrößen hängen vom Alter und Geschlecht Ihres Kindes ab. Das Gespür für altersgemäße Portionsgrößen geht vor allem bei Kindern mit Übergewicht häufig verloren, da sich der Magen bei übermäßiger Zufuhr vergrößern kann und das Sättigungsgefühl daher später einsetzt.

Mit der nachfolgenden Tabelle möchten wir Ihnen zeigen, wie sich aus den drei Regeln von OptimiX – „reichlich (grün), mäßig (gelb) und sparsam (rot)" –, je nach Alter und Geschlecht der Kinder und Jugendlichen, die Verzehrsmengen für die jeweiligen Lebensmittel ergeben. Die angegebenen Lebensmittelmengen in Tabelle 6 sind Durchschnittswerte für die angegebenen Altersgruppen. Die Mengen sollen einen Anhalt darstellen und das Ampelsystem unterstützen.

Gut zu wissen

Sie sollen auf gar keinen Fall täglich alles, was Ihr Kind isst, mit einer Waage abwiegen, sondern nach einiger Zeit ein Gespür für die Menge entwickeln.

Praxistipp

Um ein Gespür für die Mengen zu erhalten, wiegen Sie doch einmal gemeinsam mit Ihrem Kind die altersentsprechenden empfohlenen Lebensmittelmengen pro Tag ab, zu denen Sie Angaben in der Tabelle 6 auf Seite 59 finden. Zum Abwiegen benötigen Sie eine Waage, ein Brettchen, Messer, Teelöffel und Teller. Vergleichen Sie gemeinsam mit Ihrem Kind die empfohlenen, abgewogenen Mengen damit, was ihr Kind im Alltag typischerweise isst. Was ähnelt sich und was ist anders?

Tabelle 6: Referenzwerte für Lebensmittelverzehrmengen für 4- bis 18-jährige Kinder und Jugendliche (Kersting et al., 2017)

Alter (Jahre)	4–6	7–9	10–12	13–14		15–18	
				Mädchen	Jungen	Mädchen	Jungen
Gesamtenergie[1] (kcal/Tag)	**1 350**	**1 600**	**1 800**	**1 900**	**2 300**	**2 000**	**2 600**
Empfohlene Lebensmittel							
reichlich:							
Getränke (ml/tag)	750	850	950	1 000	1 200	1 100	1 400
Gemüse/Rohkost (g/Tag)	230	270	300	320	390	340	440
Obst (g/Tag)	210	250	280	300	360	310	410
Brot/Getreide(-flocken) (g/tag)	130	160	180	190	230	200	260
Kartoffeln/Nudeln/Reis (g/Tag)	120	140	160	170	200	180	230
mäßig:							
Milch(-produkte)[2] (g/Tag)	350	420	470	490	600	520	680
Fleisch/Wurst (g/Tag)	35	40	50	50	60	50	70
Eier (Stück/Woche)	2	2–3	2–3	3	3	3	3–4
Fisch (g/Woche)	70	80	90	100	110	100	130
sparsam:							
Öl/Margarine/Butter (g/Tag)	20	25	30	30	35	30	40
Geduldete Lebensmittel							
(max. kcal/Tag)[3]	135	160	180	190	230	200	260

Anmerkungen: [1] Richtwert für die Energiezufuhr bei geringer körperlicher Aktivität (PAL 1,4) (Deutsche Gesellschaft für Ernährung, Referenzwerte für die Nährstoffzufuhr 2015; vgl. https://www.dge.de/wissenschaft/referenzwerte/energie); [2] Milchäquivalente, d. h. 100 g Milch entsprechen 100 g Joghurt oder 30 g Käse; [3] 100 kcal entsprechen etwa 20 g Schokolade oder 30 g Marmelade oder 45 g Obstkuchen oder 10 Chips oder 200 ml Limonade

Sie und Ihr Kind werden beim Abwiegen feststellen, dass Ihr Kind täglich viel *Brot* bzw. Getreideflocken verzehren kann, wahrscheinlich mehr als bisher. Erklären Sie Ihrem Kind, dass Brot und Getreideflocken gute „Sattmacher" sind und zudem viele Vitamine und Mineralstoffe enthalten, wenn sie aus Vollkornprodukten stammen.

Sind Sie und Ihr Kind erschrocken über die kleine Portion *Fleisch?* Man muss nicht jeden Tag Fleisch essen, um satt zu werden. Fleisch ist eine Beilage. Speisen aus Getreide wie Grünkernbratlinge, Gemüse-Reis-Puffer und Linsenpuffer oder Falafel sind geschmackvolle Alternativen für ein Fleischgericht. Brot kann anstatt mit fettreicher Wurst z. B. auch sehr gut mit fettarmem Frischkäse oder Hummus sowie Rohkost in Scheiben, z. B. Bananen, Kiwi, Tomaten oder Gurke, belegt werden und ist trotzdem ein vollwertiges Brot.

Gut zu wissen

Generell gilt die Empfehlung: Brot dünn belegen!

Ist Ihnen und Ihrem Kind aufgefallen, welche Menge Sie ohne Weiteres erhöhen können? Richtig! *Obst* und *Gemüse* isst Ihr Kind wahrscheinlich weniger, als es eigentlich darf. Viele Kinder und Jugendliche essen nicht regelmäßig Obst und noch unregelmäßiger Gemüse.

Praxistipp

Gewöhnen Sie Ihrem Kind an, zu jeder Mahlzeit, das heißt fünfmal am Tag, Obst oder Gemüse zu essen:
- Bieten Sie zum Brot Rohkost an.
- Bestücken Sie das Müsli mit frischem Obst.
- Servieren Sie zum Abendessen einen Rohkostteller.
- Fertigen Sie Schulbrote mit lustigen Gemüsegesichtern an.
- Kreative, kindgemäße Namen können Appetit machen. Kinder sind sehr offen für neue Ideen in diesem Bereich, und natürlich macht es viel mehr Spaß, einen „Zauberapfel" oder einen „Power-Burger" mit zur Schule zu nehmen. Dies klappt meist umso besser, je jünger Ihr Kind ist.

Bei den *Süßigkeiten* werden Sie und Ihr Kind feststellen, dass nur eine kleine Menge pro Tag vorgesehen ist. Wichtig ist zu verdeutlichen, dass diese Lebensmittel nicht verboten sind. Auch eine kleine Menge am Tag, richtig eingeteilt und vor allem richtig genossen, bringt ein großes Geschmackserlebnis (siehe auch Seite 63f.: Tipps zum Einsparen von Zucker).

Gut zu wissen

Wenn Sie abschließend alle Lebensmittel noch einmal zusammen betrachten, werden Sie feststellen, dass Ihr Kind nicht weniger essen muss als bisher, sondern nur anders.

2.6 Wie kann man Fett und Zucker einsparen?

Wie Sie bereits in diesem Ratgeber erfahren haben, zählen Fett und Zucker zu den hauptsächlichen Dickmachern in unserer Ernährung. Sie liefern aber keine wichtigen Nährstoffe. Deshalb könnte man eigentlich größtenteils auf sie verzichten und die Ernährung wäre trotzdem gesund.

Aber Fett und Zucker haben einen nicht zu unterschätzenden Vorteil: Sie schmecken ausgesprochen gut. Der Wohlgeschmack wird sogar noch erhöht, wenn Fett und Zucker gemeinsam vorkommen, z.B. in Schokolade. Das empfinden Kinder und Jugendliche ebenso wie Erwachsene. Dennoch kann man auch hier sparen und trotzdem weiter genießen.

Beim Ampelsystem (vgl. Tabelle 2 auf Seite 30–33) haben Sie bereits gelernt, wie Sie z.B. kalorien- und fettreiche Milch-, Wurst- und Fleischsorten sowie fett- und zuckerreiche Süßigkeiten durch gelbe, kalorienärmere Alternativen austauschen können. Dabei gibt es kaum geschmackliche Einbußen, und die Umgewöhnung erfolgt häufig schneller, als man zunächst glaubt. Außerdem gibt es viele Möglichkeiten, beim Kochen und Backen Fett und Zucker einzusparen.

Tipps zum Einsparen von Fett

Tabelle 7 zeigt Ihnen, wie Sie bei der *Speisenzubereitung* im Haushalt und bei der *Lebensmittelauswahl* generell *Fett* einsparen können.

Tabelle 7: Tipps zum Einsparen von Fett

Statt Panieren und Frittieren …	• Braten in beschichteten Pfannen • Garen im Römertopf, in Bratfolie oder Alufolie[1] • Backen auf dem Backblech mit Backpapier (zum Beispiel geviertelte Kartoffelspalten oder Kartoffelscheiben, die man mit etwas Salz und Pfeffer würzt) • Braten in Mineralwasser (Das Fleisch wird ohne Fett in der trockenen Pfanne angebraten. Haben sich die Poren geschlossen, löscht man mit Mineralwasser ab. So löst sich das Fleisch von dem Pfannenboden. Wichtig: Die Pfanne muss beschichtet sein!) • Dünsten (Garen in wenig Flüssigkeit: in Wasser, z.B. mit Zitrone abgeschmeckt, oder in Brühe oder im Saft des Gargutes, z.B. von Fleisch und Fisch) • Dämpfen (Garen im Wasserdampf-Luft-Gemisch, meistens in einem Siebeinsatz) • Dampfdruckgaren (Kochen, Dämpfen, Dünsten in einem druckdichten Topf) • Poschieren (Garen in Flüssigkeit unterhalb des Siedepunktes, z.B. Fisch und Eier)
Statt Rührteig, Mürbeteig, Sahnetorte …	• Hefeteig • Biskuitteig • Quarkölteig • Obstböden (aus Biskuitteig) • Joghurttorten • Margarine und Butter zur Hälfte oder ganz durch Buttermilch ersetzen
Statt Sahnesoße, Mehlschwitze, Mayonnaise …	• generell Sahne und Crème fraîche mindestens zur Hälfte oder am besten ganz durch Milch oder Joghurt ersetzen • Aufläufe mit Milch statt Sahne, mit Joghurt statt Crème fraîche, mit Magerquark statt Eiern zubereiten, auf Käse in der Soße verzichten, Käsemenge zum Überbacken reduzieren • Salatsoßen aus fettarmem Joghurt, aus Buttermilch, aus Essig mit wenig Öl, aus Salatmayonnaise mit fettarmem Joghurt verdünnt herstellen • Nudeln mit Soße Carbonara aus Milch, mit Käsesoße aus fettarmem Schmelzkäse, mit Bolognese aus magerem Hackfleisch, mit Bolognese aus Gemüse (z.B. Tomaten, Möhren, Erbsen, Lauch) servieren • Gemüse mit frischen Kräutern verfeinern, mit Joghurtsoße anmachen, Gemüse pürieren, Kochwasser mit etwas Püreepulver andicken. • bei Fleisch das Bratenfett abschöpfen, den Bratensaft mit etwas Mehl oder Stärke andicken

Tabelle 7: Tipps zum Einsparen von Fett (Fortsetzung)

Statt Sahnedessert ...	• Obstsalat • pürierte Früchte • angedickter Fruchtsaft • fettarme Milch statt Sahne zum Anrühren von Instantprodukten
Statt fettreichen Brotbelags ...	• Quark • fettarmer Frischkäse • Senf • Tomatenmark • alternative Brotaufstriche aus Gemüse oder Hülsenfrüchten • Tomaten- oder Gurkenscheiben • Marmelade oder Honig (statt Nuss-Nougat-Creme)
Statt fettreicher Fleisch- und Wurstwaren ...	• Filet • Geflügel (ohne Haut) • fettarmer Seefisch: Seelachs, Rotbarsch, Scholle • Putenaufschnitt • gekochter oder roher Schinken (ohne Fettrand) • Aspikaufschnitt • Fettränder entfernen • Frikadellen und Hacksoße aus magerem Fleisch • Fleisch zum Teil oder ganz durch Gemüse ersetzen • Pizza mit Schinken oder mit Thunfisch (eingelegt im eigenen Saft)
Außerdem ...	• großzügig frische Gewürze statt Fett verwenden • Mengen planen, sodass keine Reste übrigbleiben • Essensreste nicht in Fett aufwärmen, sondern etwas Wasser zugeben • auf Butter/Margarine als Streichfett bei Wurst- und Käsebroten verzichten • Kalorien- und Fettgehaltsangaben auf Verpackungen beachten oder in Tabellen oder Apps nachschlagen (z. B. „Kalorien mundgerecht", Umschau-Verlag)
Und übrigens:	• Margarine enthält nicht weniger Kalorien als Butter!

Anmerkung: [1] Über Garmethoden sowie fett- und zuckersparende Zubereitung informiert das Bundeszentrum für Ernährung auch auf der Webseite: bzfe.de/lebensmittel/zubereitung

Tipps zum Einsparen von Zucker

Zucker versteckt sich meist in *Süßigkeiten* wie Bonbons, Schokolade, Eiscreme, Kuchen, Gebäck und *gezuckerten Getränken* wie Cola und Limonaden. Tabelle 8 zeigt Ihnen, wie Sie bei der *Speisenzubereitung* und bei der *Lebensmittelauswahl* Zucker einsparen können.

Tabelle 8: Tipps zum Einsparen von Zucker

Statt Limo, Cola, Fruchtsaftgetränken, Eistee, Malzbier …	• Trinkwasser (Leitungswasser) • Mineralwasser • Mineralwasser mit Zitronengeschmack (ohne Zucker) • ungesüßter Kräuter- oder Früchtetee • Fruchtsaftschorle (100 %-iger Fruchtsaft): mindestens im Mischverhältnis 1 Teil Saft und 2 Teile Wasser
Statt gesüßter Cerealien …	• Müsli aus Haferflocken oder Vielkornflocken mit frischen Früchten und fettarmem Joghurt oder fettarmer Milch • Haferflocken oder Vielkornflocken mit 100 %-igem Fruchtsaft • fertige Früchtemüslimischungen ohne Zuckerzusatz • Cornflakes ohne Zuckerzusatz
Statt spezieller Milchprodukte für Kinder, fertigem Fruchtjoghurt …	• Obstsalat • fettarmer Naturjoghurt mit frischem Obst • Magerquark mit frischem Obst • Grütze aus frischen Früchten oder 100 %-igem Fruchtsaft
Statt süßen Kuchens, süßer Kekse …	• beim Backen generell die Zuckermenge des Kuchenrezeptes mindestens halbieren • Kekse aus Haferflocken • Vollkornbrötchen mit Fruchtaufstrich

Problem: Ihr Kind verzehrt zu viel Süßigkeiten?

Folgende Punkte können helfen:

1. Versuchen Sie, weniger Süßigkeiten einzukaufen. Wenn der Vorratsschrank keine Schnuckermöglichkeiten bietet, kann zu Hause auch nichts verzehrt werden!
2. Sie glauben, die Süßigkeiten verstecken zu können? Kinder finden alle, wirklich *alle* Verstecke. Und die Süßigkeitenverstecke zu finden, kann leicht zum „Spaß“ für Ihre Kinder werden, bei dem sie sich mit den Süßigkeiten anschließend belohnen.

3. Sprechen Sie mit Freunden und Verwandten über Ihre Ernährungsumstellung. Diese können unterstützend wirken, wenn Ihre Kinder sich dort gerne und häufig aufhalten. Erklären Sie ihnen das Ampelsystem und die Austauschalternativen.
4. Geschenke und Mitbringsel sollten nicht als Süßigkeiten erfolgen, sprechen Sie mit den Großeltern über kleine Geschenke in Form von Comics, Geld fürs Sparbuch usw.
5. Versuchen Sie, die Ampelalternativen einzusetzen. Bieten Sie anstelle von Schokolade doch lieber Gummibärchen oder Lakritze an (siehe Ampeltabelle 3 auf Seite 30–33).
6. Eine gute Möglichkeit, den Süßigkeitenverzehr zu regulieren, ist eine Süßigkeitenbox. Betrachten Sie gemeinsam mit Ihrem Kind die tägliche oder wöchentliche Süßigkeitenmenge, die es bisher verzehrt hat. Einigen Sie sich auf eine Menge pro Tag (bei jüngeren Kindern) oder pro Woche (bei älteren Kindern), die *etwas* unter dem bisherigen Verzehr liegt. Diese Menge wird auf einem Teller zusammengestellt. Ihr Kind entscheidet, wann sie verzehrt wird. Es dürfen jedoch ansonsten keine Süßigkeiten verzehrt werden. Sie bieten Ihrem Kind hiermit eine Möglichkeit, eigenverantwortlich mit den Süßigkeiten umzugehen.
7. Versuchen Sie, den Süßhunger Ihres Kindes mit süßen Obstsorten zu stillen. Stellen Sie z.B. einen leckeren Obstteller bereit mit klein geschnittenem Obst auf Spießen aus Sorten, die Ihr Kind gerne mag.
8. Das Zuckerwürfel-Ratespiel (vgl. Ernährungsübung 8 auf dieser Seite) veranschaulicht sehr praktisch den Zuckergehalt von Lebensmitteln.
9. Langsamer Genuss geringer Mengen ist o.k. Die Ernährungsübungen 9 und 10 (Schokoladenfantasiereise auf Seite 66f., Kartoffelchips-Experiment auf Seite 68f.) sind gute Beispiele für langsames und bewusstes Genießen.

Ernährungsübung 8: Das Zuckerwürfel-Ratespiel

Sammeln Sie leere Verpackungen, z.B. eine Dose Cola, eine Tüte Gummibärchen, ein Mars, einen Becher Fruchtjoghurt, eine Schnitte mit Milchcreme, eine Tüte Kakaogetränkepulver und eine Flasche Tomatenketchup. Legen Sie die leeren Verpackungen auf einen Tisch und stellen Sie eine Packung Zuckerwürfel dazu. Die Aufgabe Ihres Kindes besteht nun darin, zu schätzen, wie viele Zuckerwürfel sich in den jeweiligen Produkten verbergen, und die geschätzte Menge danebenzulegen. Wurden alle Produkte betrachtet und bewertet, lösen Sie das Spiel auf, indem Sie das Ergebnis (vgl. Abbildung 10) nennen und die evtl. fehlenden Zuckerwürfel von Ihrem Kind dazulegen lassen.

Auflösung: So viel Zucker ist enthalten	
	Stücke Würfelzucker
1 Tafel Schokolade (100 g)	20
1 Esslöffel Nuss-Nougat-Crème (25 g)	4
1 Dose Limonade (300 ml)	12
1 Portion gezuckerte Frühstückscerealien (30 g)	6
1 Becher Fruchtjoghurt (200 g)	9
1 Tüte Fruchtsaftgetränk (200 ml)	8
1 Flasche Ketchup (400 g)	40
1 Schokokuss (20 g)	5
2 Esslöffel Kakaopulver (20 g)	5
2 Esslöffel Zitronenteepulver (20 g)	6
1 Milchcrème-Schnitte (30 g)	2
1 Schokowaffel (25 g)	3
1 Karamellriegel (58 g)	14
1 Tüte Gummibärchen (100 g)	25

Abbildung 10: Anzahl der Zuckerwürfel pro Produkt

Ernährungsübung 9: Die Schokoladenfantasiereise

Hierfür benötigen Sie ein Stück zart schmelzende Schokolade. Lesen Sie langsam den Text im nachfolgenden Kasten vor. Die Zahlen in den Klammern geben an, bis wohin Sie gedanklich zählen können, bevor Sie laut weiterlesen. Lassen Sie Ihr Kind auf eine Fantasiereise mit der Schokolade gehen, während es das Stück Schokolade betrachtet, befühlt und im Mund lutscht. Ihr Kind wird erleben, wie lange man bei einem einzigen Stück Schokolade verweilen kann, wenn man es lutscht. Vielleicht stellen Sie gemeinsam fest, dass Schokolade dann viel intensiver und länger süß schmeckt. Genießen soll im Vordergrund stehen.

Fantasiereise

- Setze dich gemütlich auf einen Stuhl und suche mit den Augen auf dem Boden einen festen Punkt.
- Höre dir nun einmal die Geräusche im Raum an *(Sie als Leser zählen bis 20, dann weiter)*.
- Atme zweimal tief ein und aus.
- Du bist nun auf einer Schokoladeninsel, hier ist alles aus Schokolade. Ein Himmel aus Mousse au chocolat, ein Strand aus Schokostreuseln, Felsen aus weißer Schokolade und ein Meer aus Kakao. Man darf alles essen, aber nur ganz, ganz langsam *(bis 30 zählen)*.
- Lege dir nun die Schokolade auf deinen Handrücken und rieche einmal an der Schokolade. Überlege für dich, wonach die Schokolade riecht *(bis 20 zählen)*.
- Befeuchte deine Lippen und bestreiche deine Lippen mit etwas Schokolade. Dann lutsche die Lippen ab und überlege dir: „Wie schmeckt das?" *(bis 20 zählen)*.
- Nimm die Schokolade nun in den Mund. Beiß nicht auf das Stück, sondern schiebe es unter die Zunge und lass es dort ruhen *(bis 20 zählen)*.
- Schiebe nun das Stück mit der Zunge in die linke Wange *(bis 20 zählen) ...*
- ... und jetzt in die rechte Wange *(bis 20 zählen)*.
- Den Rest der Schokolade lass im Mund ganz langsam schmelzen, wie ein Bonbon *(bis 30 zählen)*.
- Geh nun noch einmal mit deiner Zunge den Weg des Schokoladenstückchens entlang und überlege dir: Wo hat dir die Schokolade am besten geschmeckt und wo war deine Lieblingsecke *(bis 30 zählen)?*
- Du kommst nun langsam wieder von der Schokoladeninsel zurück. Du kommst in den Raum zurück, öffnest die Augen und räkelst und streckst dich, als wenn du gerade aufgestanden wärst.

Ernährungsübung 10: Das Kartoffelchips-Experiment

Mit diesem Experiment können Sie gemeinsam feststellen, dass langsamer Verzehr viel intensiver ist. Durch die verdauende Wirkung des Speichels im Mund entstehen neue vielleicht unbekannte Geschmacksempfindungen, und man kann so lernen, wenig Chips zu verzehren und doch intensiv zu genießen.

Kartoffelchips-Experiment

Materialien: Für jeden Teilnehmer ein Schälchen mit Kartoffelchips und für jeden Teilnehmer einen Becher.

Dauer: ca. 15 Minuten.

Vorbereitung: Die Kartoffelchips in die Schälchen abfüllen.

Testverlauf: Setzen Sie sich mit allen, die teilnehmen, entspannt hin. Jeder erhält ein Schälchen mit Kartoffelchips und einen Becher. Lesen Sie den folgenden Text langsam vor. Punkte oder Klammern im Text bedeuten Lesepausen. In den Klammern stehen Zahlen, bis zu denen Sie leise zählen können, bevor Sie weiterlesen.

Anleitung:
- Stellt bitte das Schälchen mit den Kartoffelchips und den Becher neben euch. Nehmt ein unversehrtes Chip hoch. ... Mit welcher Hand habt ihr das gemacht? ... Ist es die Hand, mit der ihr normalerweise etwas tut? ...
- Nehmt das Chip in die andere Hand. ... Jetzt riecht daran. ... Seid euch dabei bewusst, wie selten ihr an Nahrungsmitteln riecht, weil man das in unserer Kultur üblicherweise nicht tut.[2]

2 Die Teilnehmer in unseren Kursen finden es häufig seltsam, die Speisen vor dem Essen zu beriechen. Dabei sind die Geruchsqualitäten unserer Nahrung unwahrscheinlich wichtig für den Genuss. Das Essen mit allen Sinnen diente unseren Vorfahren auch dazu, die Nahrung auf Verträglichkeit zu überprüfen. Wenn wir erkältet sind, schmecken wir z. B. nur noch ein Minimum, und das Essen bereitet uns viel weniger Freude als sonst. Wenn wir uns die Nase zuhalten und die Augen schließen, können wir z. B. kaum noch eine rohe Kartoffel von einem Apfel unterscheiden.

- Nun leckt an dem Kartoffelchip. ... Riecht an dem angefeuchteten Stück. ... Hat sich der Geruch verändert? ...
- Leckt noch einmal an dem Chip. ... Wie gefällt euch die spezifische Würzmischung? ...
- Werft das Chip in den Becher und nehmt ein neues. ... Führt es mit der linken Hand zum Mund und beißt ein Stückchen davon ab. Beißt so, wie ihr normalerweise nicht abbeißt. Kaut bitte nicht, sondern lasst das Stück vorn in eurem Mund feucht werden und aufweichen ... *(bis 30 zählen)*.
- Jetzt presst es mit der Zunge gegen euren Gaumen, damit ihr den Saft schmecken könnt. ... Dreht den Brei solange mit der Zunge herum, bis er seinen Geschmack verloren hat ... *(bis 30 zählen)*.
- Mögt ihr diesen Brei jetzt noch? ... Ihr könnt wählen, ob ihr den Brei schlucken oder ausspucken wollt. ...
- Nehmt ein neues Kartoffelchip. ... Stellt euch vor, dass ihr ein Büffel seid, der langsam und gründlich das Kartoffelchip zerkleinert. ... Schluckt es nicht hinunter. Wie schmeckt euch das zerkleinerte Chip? ... Was ist anders beim Kauen als beim Lecken und Aufweichen? ... Spuckt die Reste aus oder schluckt sie hinunter. ...
- Nehmt ein neues Stück und kaut es diesmal so schnell wie möglich, jedoch ohne es zu schlucken. ... Esst ihr Kartoffelchips normalerweise in diesem Tempo? ...
- Wann könnt ihr die Struktur und das Aroma der Kartoffelchips mehr genießen: Wenn ihr so schnell kaut wie zuletzt, oder wenn ihr das ganz langsam tut? ...
- Nun könnt ihr die Reste schlucken oder ausspucken. ... Macht euch einen Augenblick Gedanken und dann tauschen wir die Erfahrungen gegenseitig aus!

2.7 Was ist von Fast Food und Kinderlebensmitteln zu halten?

In den letzten Jahren sind immer mehr spezielle Lebensmittel auf den Markt gekommen, die in der Werbung gezielt für Kinder und Jugendliche angepriesen werden. Dazu zählen sogenannte „Kinderlebensmittel“ und Fast Food, die inzwischen zum festen Bestandteil der Ernährung bei vielen Kindern und Jugendlichen geworden sind.

Auch hier gilt das Prinzip: Es kommt darauf an, wie häufig und wie viel hiervon verzehrt wird und welche anderen Lebensmittel sonst noch im täglichen Speiseplan stehen. Es ist natürlich nicht gesund, wenn ein Kind den ganzen Tag über nascht oder sich alle paar Tage mit Burgern oder Pommes frites versorgt, ohne dass es auch Salat dazu isst oder einen Apfel mit zur Schule nimmt.

Fast Food

Sicherlich haben Sie mit Ihrem Kind ab und zu schon ein Fast-Food-Restaurant besucht, oder Ihr Kind geht mit Freunden dorthin. Darauf brauchen Sie in Zukunft nicht zu verzichten. Es stellt sich allerdings die Frage: Was kann man hier essen, ohne zu viele Lebensmittel aus dem roten Ampelbereich oder zu große Portionen zu sich zu nehmen?

Praxistipp

Zeigen Sie Ihrem Kind geeignete Alternativen im Fast-Food-Bereich auf: anstelle des „roten" Burger XL oder Doppelburger einen „gelben" Standard Hamburger, anstelle der großen Portion Pommes frites eine kleine Portion, statt der Cola ein Mineralwasser oder eine Apfelsaftschorle – dann ist das Fast-Food-Essen akzeptabel (vgl. Seite 30 und 33). Eine große Hilfe bei der Auswahl bieten die Nährwertangaben, die die Fast-Food-Ketten herausgeben. Diese sind im Internet zu finden.

Auch *selbst gemachte* Fast-Food-Gerichte werden meist sehr gerne von Kindern verzehrt, z. B. ein „Power-Burger" oder eine „Thunfisch-Gemüse-Pizza" (Rezepte siehe Seite 189 und 177).

Gut zu wissen

Lassen Sie sich nicht von den Nährwerttabellen der Fast-Food-Ketten verwirren. Anhand der Nährwerttabellen werden Sie feststellen, dass sich die Angaben von Kalorien- oder Fettgehalt auf 100 g des Produktes beziehen. Tatsächlich wiegt aber z. B. ein Burger XL über 200g. Das bedeutet, er enthält mehr als doppelt so viel Fett, wie in der Tabelle angegeben wurde. Es ist wichtig, auf diese „Kleinigkeiten" zu achten, sonst lässt man sich leicht dazu verleiten, gerade den größeren Burger auszuwählen, da er ja auf den ersten Blick gar nicht so viele Kalorien enthält wie andere Gerichte.

Kinderlebensmittel

Knallig bunt für Kinder aufgemacht, mit (meist minderwertigem) Spielzeug als Beigabe, kommen „Kinderlebensmittel" daher. Gesundheitsversprechungen wie „mit Vitaminen" oder „mit der Extraportion Milch" richten sich an die Eltern. Als „Kinderlebensmittel" werden überwiegend Süßigkeiten oder andere stark gesüßte Produkte wie Joghurts oder Frühstückscerealien angeboten. Das Angebot an „Kinderlebensmitteln" hat sich im Laufe der letzten Jahre vervielfacht. Die Qualität der Produkte wurde aber nicht verbessert: Nach wie vor handelt es sich bei diesen größtenteils um zuckerhaltige Produkte, die meist in den roten Ampelbereich gehören.

Gut zu wissen

Verschiedene Erhebungen von „Kinderlebensmitteln" haben immer wieder festgestellt, dass das Angebot derartiger Produkte in grundsätzlichem Widerspruch zu den Empfehlungen der Optimierten Mischkost steht. Die Kinderlebensmittel waren in ihrem Nährstoffgehalt nicht besser als ähnliche herkömmliche Lebensmittel, oft sogar süßer als die Produkte für Erwachsene, meist aber teurer.

3 Wissenswertes zum Essverhalten

Was und wie viel wir essen, hängt entscheidend von Routinen und Gewohnheiten ab, *wie, wo, wann* und *warum* wir essen. Diese Gewohnheiten werden im Unterschied zur „Ernährung“ von uns als „Essverhalten“ bezeichnet.

Zunächst erläutern wir wichtige Grundlagen, nämlich wie ein bestimmtes Verhalten überhaupt zustande kommt und was wichtig ist, wenn man Verhaltensweisen verändern möchte. Danach werfen wir einen genaueren Blick auf Ihre Einflussmöglichkeiten beim Essverhalten als Eltern. Schließlich stellen wir Ihnen konkrete Infos und Tipps zur Verfügung, wie ein gesundes Essverhalten aussehen und unterstützt werden kann. Probieren Sie die Übungen, die wir Ihnen zum Ausprobieren und Trainieren eines gesunden Essverhalten anbieten, vielleicht zuerst bei sich und ggf. bei Ihrem Partner aus, wenn Sie nicht sicher sind, ob die Übung für Ihr Kind passen könnte. Wenn eine Übung nicht passt, lassen Sie diese aus und versuchen Sie die nächste Übung. Sie werden unter Umständen feststellen, dass nicht alle Übungen gleich gut klappen. Nicht jede Übung ist für jede Familie und jede Person gleich gut geeignet! Wählen sie deshalb die Übungen aus, die gut zu Ihnen, Ihrer Familie und Ihrem Alltag passen und die für Sie gut funktionieren.

3.1 Verhalten verändern?!

In aller Regel funktioniert unser Alltag, weil wir uns über Routinen und Gewohnheiten bestmöglich organisieren und einrichten. Als Elternteil gehört es dazu, Kompromisse einzugehen und Prioritäten zu setzen. Zwischen Beruf, Familie, Haushalt etc. kann und muss nicht alles hundertprozentig sein. Wenn wir versuchen, in allen Bereichen immer perfekt sein zu wollen, kann das schnell krank machen! Unsere Gewohnheiten bezüglich der Bereiche Ernährung und Bewegung aber auch bezüglich Mediennutzung, Konfliktlösung und Gefühlsregulation hängen von ganz unterschiedlichen Bedingungen ab. Wir leben in keinem „luftleeren“ Raum, sondern werden geprägt durch unser Umfeld, durch unsere eigene Biografie, durch bewusste und unbewusste Erfahrungen und Verhaltensmuster. Weil viele Gewohnheiten – notwendigerweise – sehr automatisiert ablaufen, stellt die Veränderung von Gewohnheiten leider einen ziemlichen Kraftakt dar.

Gut zu wissen

Gewohnheiten sind nötig, damit der Alltag klappt. Leider braucht die Veränderung von Gewohnheiten Mut, Ehrlichkeit sowie Ausdauer und Anstrengung über einen längeren Zeitraum.

Die Hoffnung, dass Menschen ihre Gewohnheiten plötzlich ändern können, indem sie etwas auf der Sachebene verstanden haben („Es muss doch irgendwann ‚Klick' machen") oder indem sie ihre bisherigen Verhaltensweisen auf magische Art umprogrammieren („einfach den Schalter umlegen und ab jetzt ...") ist weit verbreitet, aber normalerweise total unrealistisch. Gerade im Bereich des Essverhaltens sind unserer Erfahrung nach sehr viele (Selbst-)Erkenntnisse („Klicks") nötig und Veränderungsanstöße durchzuführen („Schalter umzulegen") um eine dauerhafte Änderung zu erreichen. Es ist auch überhaupt nicht ungewöhnlich, dass man dieselbe Erkenntnis mehrfach haben muss und ein und derselbe Schalter mehrfach umgelegt werden muss, damit die Umgewöhnung wirklich funktioniert.

Obeldicks-Tipps um erfolgreich und langfristig Gewohnheiten zu verändern

Wichtig ist, dass Sie zunächst bewusst für sich die Entscheidung treffen, ob bzw. dass *Sie* bestimmte Gewohnheiten ändern möchten. Ansonsten ist die Gefahr groß, dass Sie und Ihr Kind in einen Teufelskreis von Frustrationen geraten, und das hilft wirklich niemandem. Achten Sie darauf, den Druck, den Sie möglicherweise durch Ärztinnen, Familienmitglieder oder Bekannte erleben, nicht einfach an Ihr Kind weiterzugeben. Wenn Sie nicht wirklich auch selber hinter der Veränderungsidee stehen und sich bewusst sind, dass es immer auch um eine Veränderung *Ihres* Verhaltens und *Ihrer* Gewohnheiten mitgehen wird, wird Ihr Kind das spüren und ein Erfolg ist nicht zu erwarten. Es kann auch sein, dass Sie im Prinzip zwar eine Veränderung wünschen, Sie aber in der aktuellen Lebenssituation möglicherweise so belastet sind, dass Sie die notwendige Kraft nicht aufbringen können. Auch dann ist es wichtig, ehrlich mit sich zu sein und keine unrealistischen Erwartungen an Ihr Kind zu richten.

Wenn Sie für sich entschieden haben, dass Sie eine Veränderung wollen, wäre der nächste Schritt, zu prüfen, was tatsächlich – mit möglichst wenig Aufwand – veränderbar ist. Verschwenden Sie Ihre Energie nicht damit, sich an Gegebenheiten abzuarbeiten, auf die Sie keinen Einfluss haben. Gewohnheiten zu verändern ist eine Frage der *langfristigen* Motivation bei Ihrem Kind, aber vor allem auch bei Ihnen. Aus unserer Erfahrung mit der Schulung Obeldicks haben wir die folgenden Tipps zusammengestellt, die grundlegend dabei helfen, Übergewicht in den Griff zu bekommen:

- *Positiv herangehen:* Der wahrscheinlich wichtigste Faktor ist, sich selbst und ggf. andere Familienmitglieder zu motivieren und dafür zu sorgen, auch motiviert zu bleiben. Druck, Angst und Stress motivieren, wenn überhaupt, nur äußerst kurzfristig. Positive Vibes dafür umso mehr!
- *Langfristig denken:* Auf sein Gewicht zu achten ist ein Langstreckenlauf! Nehmen Sie Veränderungen schrittweise vor. Das Ziel ist eine dauerhafte Veränderung der Gewohnheiten.
- *Mini-Max-Prinzip:* Denken Sie energiesparend und verfolgen Sie nicht zu viele Ziele auf einmal. Überlegen Sie, an welcher Stelle Sie und Ihr Kind mit möglichst wenig Einsatz möglichst viel herausholen können.
- *Realistische Ziele und Teilziele setzen:* Gehen Sie nicht vom Ideal, sondern vom aktuellen Zustand aus, um eine Verbesserung zu erreichen. Kommen Sie Schritt für Schritt dem Ideal näher. Wichtig ist auch: Man muss nicht jedes Ideal (perfekt) erreichen, um insgesamt erfolgreich abzunehmen. *Aber:* Keine Veränderung ohne Veränderung.
- *Spiel, Spaß, Lockerheit, Humor:* Suchen Sie nach kreativen Lösungen, zum Beispiel indem Sie lustige Aufgaben, kleine „Challenges“ (besondere Aufgaben, Wetten, Wettbewerbe etc.) einbauen. Die wichtigste Mahlzeit des Tages ist der Clown ☺.
- *Aufgaben und Unterstützungswünsche möglichst konkret ansprechen:* Manche Veränderungen können Sie als Eltern unabhängig von Ihren Kindern umsetzen, z. B. ausgewogener einkaufen und kochen. Bei allen Veränderungen, an denen Ihr Kind aktiv beteiligt ist, lohnt es sich, genauer zu besprechen, wer in der Familie welchen Beitrag zur Erreichung des konkreten Ziels liefern kann. Scheuen Sie sich auch nicht, andere Unterstützer mit ins Boot zu holen, und schauen Sie, wer Ihrer Angehörigen, Freundinnen, ggf. auch Erzieher oder Lehrerinnen eine Hilfe sein könnte.
- *Auch kleine (Teil-)Erfolge wahrnehmen und feiern:* Eine positive und motivierende Einstellung lässt sich stärken und trainieren, indem Sie Bemühungen und Fortschritte wahrnehmen, benennen und wertschätzen.

- *Ausrutscher als normal und unvermeidbar verstehen:* Es gehört dazu, dass es zu Rückschritten und Misserfolgen – lieber sprechen wir in diesem Zusammenhang von Ausrutschern – kommt. Nehmen Sie diese nicht persönlich, seien Sie nicht gekränkt und frustriert. Das Wichtigste ist, dennoch am Ball zu bleiben und beharrlich weiter zu machen. Es kann hilfreich sein, gemeinsame „Detektivarbeit" zu betreiben, was genau zum Ausrutscher geführt hat und daraus für die Zukunft zu lernen. Bei dieser Art von „Detektivarbeit" sollte es aber niemals (!) um Schuldzuweisungen gehen.

3.2 Rolle und Möglichkeiten als Eltern?!

Es ist ganz normal, dass es Situationen gibt, in denen man sich als Elternteil hilflos fühlt. Möglicherweise hören Sie aus allen Richtungen verschiedenste Ratschläge, die sich widersprechen oder die nicht zu Ihnen und Ihrem Kind passen. Möglicherweise haben Sie schon eine Menge versucht, um das Übergewicht Ihres Kindes in den Griff zu kriegen und stoßen immer wieder an Grenzen. In solchen Momenten ist der erste Schritt, dass Sie für sich als Elternteil aus der Hilflosigkeit herausfinden und für sich Klarheit herstellen, was Sie wie und warum wollen und wie Sie dies erreichen können. Wenn Sie für sich einen klaren Standpunkt haben und diesen im nächsten Schritt beharrlich gegenüber Ihrem Kind (und auch gegenüber anderen Personen in Ihrem Umfeld) vertreten, wird sich das über kurz oder lang positiv auswirken. Es ist nicht möglich, dass „nur" Ihr Kind etwas verändert. Sie und Ihr Verhalten als Eltern spielen immer eine wichtige Rolle.

Elterliche Präsenz

Was ist Ihnen in der Erziehung Ihres Kindes wichtig? Was sind Ihre Werte als Eltern? Was wollen Sie Ihrem Kind mitgeben? Bei allen Regeln und Veränderungsnotwendigkeiten sollte eine gute *Beziehung* zu Ihrem Kind immer im Zentrum stehen. Die Beziehung zum Kind immer wieder zu stärken, hilft dabei, nicht in Eskalationsfallen zu geraten. Mit Eskalationsfalle meinen wir, dass sich Eltern und Kinder entweder gegenseitig hochschaukeln, beschimpfen und anklagen oder die Eltern sich irgendwann innerlich aus ihrer Rolle zurückziehen und „aufgeben“, weil sie das Gefühl haben, ihr Kind mache eh, was es wolle. Ihr Kind braucht Sie als liebevoll zugewandte, unterstützende Bezugsperson, als sicheren, haltgebenden Hafen und Anker! Achten Sie darauf, Ihr Kind nicht bloßzustellen oder abzuwerten, denn dies führt im Zweifel über eine Schwächung des Selbstwertes und das Erleben von Frust zu verstärktem emotionalem Essen und sozialem Rückzug, was längerfristig eine Gewichtszunahme noch verstärkt. Liebevoll und zugewandt sein bedeutet nicht, keine Anforderungen oder Regeln vorzugeben, ganz im Gegenteil: Neben der liebevollen Zuwendung ist es genauso wichtig, als Eltern klare Orientierung im Sinne von Leitplanken festzulegen. Dies gilt ganz besonders, wenn sich etwas in eine problematische Richtung entwickelt. Die Zuwendung sollte nicht an das Verhalten des Kindes gekoppelt werden. Ihrer Zuwendung sollte sich Ihr Kind immer sicher sein können – genauso wie es spüren sollte, dass Sie beharrlich bleiben, was Regeln und Veränderungsnotwendigkeiten angeht. Auch wenn etwas diesmal (noch) nicht gut geklappt hat (z. B. wenn Ihr Kind schon wieder heimlich genascht hat), können Sie als Eltern vermitteln, dass Sie präsent sind, das Problem sehen und wahrnehmen und beharrlich daran bleiben, eine Lösung zu finden.

Wirklich unter Kontrolle haben Sie nur Ihr eigenes Verhalten. Das Verhalten Ihres Kindes können Sie nur indirekt prägen! Um sich als Eltern handlungsfähig und nicht hilflos zu fühlen, hilft es, sich auf das *eigene* Verhalten zu fokussieren und Erfolge für sich daran festzumachen. Das kann z. B. folgende Themen betreffen:

- Gelingt es mir im Moment, mir selber treu zu sein und mich meinen Erziehungswerten entsprechend zu verhalten?
- Habe ich mein eigenes Verhalten gegenüber meinem Kind unter Kontrolle und trete ihm zugewandt und verlässlich gegenüber? Dazu gehört auch, sich in der Interaktion nicht von starken Affekten (Ärger, Angst) leiten zu lassen. Diese führen auf Dauer nicht zu einer Veränderung oder Verbesserungen. Stattdessen helfen ein besonnenes Abwägen und klärende Gespräche mit Ihrem Kind, aber auch mit hilfreichen anderen Erwachsenen. Hier gilt das Motto „Schmiede das Eisen, wenn es kalt ist“, das bedeutet, bewusst einen ruhigeren Zeitpunkt abzuwarten, um etwas zu klären, wenn Sie merken, dass Sie sich sehr aufregen. Achten Sie jedoch darauf, tatsächlich auch auf das Thema zurückzukommen. Das kann zunächst etwas Überwindung kosten, wenn bisher Schwierigkeiten eher im Affekt angesprochen wurden, nun aber

bewusst etwas Herausforderndes in einer entspannten, ruhigeren Situation „hervorgeholt“ werden soll.

- Wo kann ich mich in meiner Handlungsfähigkeit stärken? Wer kann mich unterstützen? Es gibt die Tendenz, Herausforderungen eher mit sich selber ausmachen zu wollen, statt nach Hilfe und Unterstützung zu suchen. Es kann entlastend sein, zu wissen, dass Sie überhaupt nicht auf alles sofort eine Antwort haben müssen. Es ist in Ordnung, Ihrem Kind zu sagen, dass Sie über etwas nochmal nachdenken müssen und auch, dass Sie sich Unterstützung suchen. Das könnten dann Fachleute sein, genauso aber auch Personen aus Ihrem Bekannten-, Freundes- oder Familienkreis.
- Wo kann ich auf mein Kind zugehen? Wie kann ich ihm Zuwendung zukommen lassen? Das Ziel ist, dass Ihr Kind spürt, dass es nicht als Person kritisiert wird, wenn Sie sich entschieden haben und die Notwendigkeit sehen, Ernährungs- und/oder Bewegungsgewohnheiten verändern zu müssen. Achten Sie sehr bewusst auf schöne gemeinsame Momente und Zeiten im Alltag.

Gut zu wissen

Wenn Sie die Verantwortung für sich und Ihr Verhalten immer wieder bewusst übernehmen, für sich spüren und sich entsprechend verhalten, kommen Sie in eine Elternrolle, in der Ihr Kind Sie als stark erlebt.

Eltern als Vorbild: Lernen am Modell

Ein großer Teil unseres Verhaltens wie auch des Verhaltens unserer Kinder ist erlernt. Dabei gibt es mehrere Wege, wie „Lernen“ funktioniert. Beim Füttern von Kleinkindern mit dem Löffel öffnet das Elternteil instinktiv den eigenen Mund. Das Kleinkind ahmt das Verhalten nach, öffnet den Mund und schon kann es leicht gefüttert werden. Dies ist nur ein ganz einfaches Beispiel, wie (Ess-)Verhalten gelernt wird. Erinnern Sie sich noch, wie Ihr Kind als Kleinkind die Situation des Essens nachgespielt hat mit seinen Puppen? Kam Ihnen damals manches bekannt vor?

Wie Lernen am Modell funktioniert, zeigt auch folgendes Beispiel:

Beispiel

Die Mutter von Tim, 10 Jahre, hat einen stressigen Beruf. Manchmal, wenn der Ärger im Büro groß war, kommt sie nach Hause und muss erst einmal eine Tafel Schokolade essen, um ihre Nerven zu beruhigen. Tim hat zurzeit Stress in der Schule. Nun beobachtet die Mutter, dass auch Tim nach besonders stressigen Tagen zur Schokolade greift.

Wie kann man das Verhalten von Tim erklären? Kinder schauen naturgemäß bei all ihren Verhaltensweisen zuerst auf ihre Eltern. Sie erkennen schnell die Zusammenhänge, wann und aus welchem Anlass sich die Eltern auf eine bestimmte Art verhalten. Das gilt natürlich auch für das Essverhalten. Wann und in welchen Situationen die Eltern wie viel essen, gibt den Kindern eine wichtige Orientierung, die sie häufig einfach übernehmen. So lernen die Kinder möglicherweise, dass die Eltern Essen als Belohnung für sich selbst einsetzen oder aus Frust und Stress essen und machen es genauso. Dieser Zusammenhang ist so wichtig, dass er niemals aus den Augen gelassen werden darf. Er wird auch dann sehr wichtig, wenn die Kinder ihr Verhalten ändern sollen, andere Familienmitglieder aber ihr Verhalten beibehalten. Wenn die Eltern oder Geschwister, Verwandten und Freunde genauso weiteressen wie bisher, Ihr Kind aber plötzlich auf leckere Sachen verzichten soll, wird Ihr Kind zu Recht protestieren. Unabhängig vom Gedanken der Fairness ist die Erwartung, dass Ihr Kind alleine „einfach etwas ändert“ auch schlichtweg unrealistisch und führt eher in eine Eskalations- und Frustspirale.

Um den Zusammenhang zwischen Ihrem Verhalten und dem Verhalten Ihres Kindes zu erkennen, bedarf es Mut und Ehrlichkeit. Sie müssen es ja niemandem weitererzählen. Haben wir Ihr Interesse geweckt? Dann überlegen Sie doch einmal, wo Sie sich jeweils als ein gutes, weniger gutes oder ungünstiges Vorbild für das derzeitige Essverhalten Ihres Kindes sehen. Die folgenden Fragen können eine Hilfestellung sein:

- Wann nehme ich mir die Zeit, mein Essen richtig und bewusst zu genießen?
- Wann und aus welchem Anlass esse ich?
- Kann ich mich selbst beim Essen bremsen und angebotenes Essen ablehnen?
- In welchen Situationen verliere ich die Kontrolle über mein Essverhalten?
- Wie gehe ich selbst mit Gefühlen von Ärger, Frust, Langeweile, Angst und Stress um?
- Wie sehr bedeutet Essen für mich auch Trost oder Belohnung?

Diese sind nur einige beispielhafte Fragen. Nehmen Sie Ihre eigenen Essgewohnheiten unter die Lupe und versuchen Sie, herauszufinden, in welchen Essverhaltensweisen Ihr Kind Ihnen nacheifert, und zwar sowohl auf günstige, erwünschte als auch auf ungünstige Weise. Hierbei geht es nicht darum, die „Schuldfrage" für schlechte Essgewohnheiten bei Ihrem Kind zu klären! Sollten Sie bei sich selbst erschreckend viele ungünstige Essgewohnheiten erkennen – die übrigens sehr weit verbreitet sind –, dann haben Sie umso mehr Möglichkeiten, gemeinsam mit Ihrem Kind etwas zu verändern und Ihre Vorbildrolle bewusst zu nutzen.

Lernen am Modell ist eine sehr gute Möglichkeit für Sie, Einfluss auf das Verhalten Ihres Kindes zu nehmen. Sie brauchen „nur" Ihr eigenes Verhalten in die gewünschte Richtung zu lenken, dann kann Ihr Kind schrittweise früher oder später mitziehen. Und das ist doch eine wunderbare Chance! Sie müssen nicht das Verhalten Ihres Kindes reglementieren, sondern können sich auf Ihr eigenes Verhalten konzentrieren.

Gut zu wissen

Bringen Sie (Ess-)Verhalten nicht bei, sondern leben Sie es vor.

Praxistipp

Um ein gutes Vorbild zu sein, hilft es, sich Ihre inneren Einstellungen bewusst zu machen. Überlegen Sie gemeinsam mit Ihrer Partnerin oder Ihrem Partner, wie Sie zu den folgenden beispielhaften Aussagen stehen und wo vielleicht Veränderungen sinnvoll sein könnten:

- Essen ohne Fleisch ist kein richtiges Essen.
- Ein Sonntag ohne Kuchen ist kein Sonntag.
- Feste werden durch reichhaltiges Essen erst richtig schön.
- Essen wird nicht weggeworfen.
- Der Teller wird leer gegessen.
- Snacks gehören beim Filmabend einfach dazu.
- Man muss jederzeit Knabbereien vorrätig haben, falls jemand zu Besuch kommt.
- Gemeinschaft und Essen gehören einfach zusammen.
- Wenn man etwas Anstrengendes geschafft hat, darf man sich etwas besonders Leckeres gönnen.
- Zu einem schönen Ausflug gehört die Einkehr in ein Restaurant oder Café immer dazu.

Übergewicht an sich ist *keine* psychische Störung und nicht automatisch eine Essstörung. Dennoch kann es sein, dass jemand in Ihrer Familie (unabhängig davon, ob diese Person Übergewicht hat oder nicht) eine psychische Störung (z.B. eine Essstörung) hat. Deshalb ist es wichtig, auch die folgenden Fragen ehrlich zu beantworten:

- Haben ich oder ein anderes wichtiges Familienmitglied ein ungünstiges Essverhalten oder leiden evtl. sogar an einer Essstörung?
- Kann ich mich selber kaum zügeln und bin deswegen massiv übergewichtig?
- Leidet jemand an einer Bulimie (Ess-Brech-Sucht), Magersucht oder Binge-Eating-Störung, das heißt regelmäßigen Essanfällen?
- Hat jemand regelrechte Ess-Attacken gerade bei Traurigkeit, Frust oder Langeweile?
- Hat jemand mit massiven Ängsten zu kämpfen?
- Ist jemand dauerhaft sehr gereizt, traurig oder antriebslos?

Falls ja, ist es in solchen Fällen sehr wichtig, dass erst einmal dieses Familienmitglied sein Problem in den Griff bekommt. Suchen Sie mithilfe Ihres Haus- oder Kinderarztes professionelle psychotherapeutische Hilfe.

Ihr Kind stärken

Kindern, die sich angenommen und geliebt fühlen, die auf sich und ihr Umfeld vertrauen können, fällt es leichter, Herausforderungen zu bewältigen. Sie haben mehr Ressourcen für die Anstrengung und Beharrlichkeit, die es benötigt, Ess- und Bewegungsgewohnheiten zu verändern.

Gut zu wissen

Eine positive, liebevolle Haltung ist wichtig für das Selbstbewusstsein Ihres Kindes. Selbstbewussten Kindern gelingt es leichter, ihr Essverhalten zu kontrollieren.

Nicht immer ist es leicht, so einen positiven Blick beizubehalten. Vieles halten wir für selbstverständlich und legen unser Augenmerk mehr auf das, was das Kind nicht kann oder was zu Hause nicht klappt. Gerade in schwierigen Entwicklungsphasen (wie z.B. der Pubertät) kann es für Eltern eine Herausforderung sein, sehr bewusst wertschätzend und liebevoll auf das Kind zu blicken, dessen Verhalten einen gerade so fordert und provoziert.

Wie würden Sie sich zu den folgenden Aussagen positionieren:

- Wenn jemand mein Kind danach fragen würde, würde es sofort bestätigen, dass es von seinen Eltern geliebt und unterstützt wird.
- Meinem Kind würde es nicht schwerfallen, seine Stärken und positiven Eigenschaften zu erkennen und zu benennen.
- Ich bin mir der positiven Seiten meines Kindes sehr bewusst.
- Ich unterstütze mein Kind darin, seinen eigenen Weg zu finden und zu gehen.
- Mein Kind fühlt sich von mir in seinen Bedürfnissen und seiner Individualität gesehen.
- Bei uns in der Familie gibt es klare Regeln, wie wir miteinander umgehen, an die sich im Normalfall alle halten.
- Wir können uns gegenseitig sagen, wenn uns etwas am Verhalten des anderen stört oder verletzt.

Loben Sie Ihr Kind, wenn es etwas gut gemacht hat? Wenn es etwas geschafft hat, das (für Ihr Kind) nicht selbstverständlich ist? Auch das kann dabei helfen, Verhalten zu verändern, wenn Ihr Kind merkt, dass seine Anstrengungen gesehen und ehrlich wertgeschätzt werden. Während manchen Eltern das Loben schwerfällt – was eine super Übemöglichkeit für eine Veränderung darstellt –, nutzen andere Eltern fast jede Gelegenheit, ihr Kind zu loben. Dies kann unter Umständen den Wert des einzelnen Lobes im Sinne eines inflationären Gebrauchs schmälern. Wie so oft: Auch hierbei geht es um ein gutes, passendes Maß. Auf der anderen Seite berichten Eltern zunehmend, dass es ihnen schwerfalle, Regeln aufzustellen und Grenzen zu setzen, weil sie unter keinen Umständen möchten, dass ihr Kind sich angegriffen oder kritisiert fühlt. Kinder stark zu machen fürs Leben, bedeutet jedoch auch, auf der Basis einer stabilen, verlässlichen und zugewandten Beziehung Grenzen zu setzen! Wenn Grenzen verletzt oder überschritten werden, ist es wichtig, dieses den Kindern angemessen zurückzumelden.

Gut zu wissen

Ein Verhalten zu kritisieren, bedeutet nicht, die Person (Ihr Kind) abzuwerten!

Achten Sie diesbezüglich auf Ihre Wortwahl und seien Sie präzise. Vermeiden Sie Verallgemeinerungen (wie „immer“, „nie“), sondern bleiben Sie bei der konkreten, einzelnen Situation.

Wenn Sie zugewandt, konkret und beharrlich Ihrem Kind zurückmelden, wenn Sie ein gezeigtes Verhalten problematisch finden, stärken Sie Ihr Kind, denn so erhält es Orientierung und Sicherheit.

Manchmal passiert es Eltern, dass sie aus eigener Hilflosigkeit, aus Angst oder Ärger wenig sinnvolle und wenig hilfreiche Strategien einsetzen.

Beispiel

David hat ein Übergewichtsproblem. Ihm und seinen Eltern ist dies durchaus bewusst, und sie wollen daran etwas ändern. Als aber David an einem Abend die Süßigkeitenvorräte des Vaters aufisst, platzt diesem, der sich bisher immer zurückgehalten hatte, der Kragen, und er schließt Davids Spielekonsole für zwei Wochen ein. Aus Langeweile und vor allem Frust, dass er bestraft wurde, verzehrt David daraufhin in den nächsten Tagen auch noch die restlichen Süßigkeitenvorräte, die er im Haushalt findet.

Was ist hier passiert? Die Bestrafung hat dazu geführt, dass David sich schlecht fühlt und aus Frust dann noch mehr isst. Statt unmittelbar und aus der Wut heraus zu agieren, wäre unsere Empfehlung, dass der Vater zunächst wartet, bis sein Ärger verflogen ist und dann ins Gespräch mit David geht, um ihm zurückzumelden, dass und warum sein Verhalten nicht akzeptabel war. Gemeinsam könnten Sie überlegen, wie und warum es zu diesem Verhalten gekommen ist, und was helfen könnte, dass dies in Zukunft möglichst nicht mehr vorkommt.

Ein strenges Erziehungsverhalten mit vielen Bestrafungen (z. B. Handyverbot, Ausgehverbot) fördert eine Atmosphäre von *Misstrauen*. Die Aufmerksamkeit bezüglich des (Ess-)Verhaltens wird auf das gerichtet, was das Kind *nicht* kann. Diese Defizit- und Problemorientierung kann psychische Beeinträchtigungen zur Folge haben, indem das Selbstvertrauen der Kinder sinkt. Wenig selbstbewussten Kindern fällt es wiederum schwerer, Versuchungssituationen standzuhalten. Auch ständige Ankündigungen von Konsequenzen („Drohungen"), deren Umsetzung jedoch dann nicht erfolgt, verlieren schnell an Glaubwürdigkeit. Andererseits können (harte) Strafen/Konsequenzen, die im Vorfeld nicht angekündigt wurden, bei den Kindern zu besonders viel Frust führen. Wenn Sie dazu neigen, in der Hitze des Gefechts letztlich leere Drohungen auszusprechen oder aber vorschnell harte Strafen zu verhängen, können Ihnen die Prinzipien der Elterlichen Präsenz helfen (u. a. „Schmiede das Eisen, wenn es kalt ist", siehe Seite 75; im Anhang finden Sie zudem noch weitere Literaturtipps).

Gut zu wissen

Achten Sie darauf, Ihr Kind nicht bloßzustellen und zu beschämen. Gewichtsbezogenes „Bodyshaming“ (z.B. Aussagen wie „Du bist zu dick“, „unser Dickerchen“) wirkt sich negativ auf die psychische und körperliche Gesundheit Ihres Kindes aus. Machen Sie sich bewusst, dass häufige, vielleicht auch beiläufige Kommentare dieser Art stark verletzen können. (Auch wenn es möglicherweise wie ein „liebevolles Necken“ gemeint ist!)

Finden Sie gemeinsam heraus, was zum jetzigen Zeitpunkt ein gutes Verhältnis von Unterstützung/Anleitung, Kontrolle und Selbstständigkeit für Sie und Ihr Kind darstellt. Genauso wie zu viel Kontrolle „nach hinten“ losgehen kann, kann es auch schädlich sein, wenn Sie Ihr Kind mit zu viel Selbstverantwortung für das Ess-/Bewegungsmanagement überfordern.

Einsatz von Belohnungen

Beispiel

Marie und ihre Mutter möchten, dass sie abnimmt. Beiden ist aufgefallen, dass sie mittags meist noch eine zweite Portion verzehrt. Sie vereinbaren, dass Marie immer, wenn sie keine zweite Portion verlangt, eine ihrer heiß geliebten Sammelkarten bekommt. Nach vier Wochen sind alle erstaunt. Marie hat ihr Sammelalbum komplett und „nebenbei“ ihr Gewicht gehalten! Auch die Mutter ist begeistert, da sie mit Marie nicht mehr täglich über eine zweite Portion diskutieren musste.

Was ist hier passiert? Das Verhalten wurde mithilfe von Belohnungen verändert. Gerade bei Verhaltensweisen, die zunächst sehr schwerfallen oder bei denen ihr Kind nicht ausreichend von selber motiviert ist, kann ein kurzzeitiges „Belohnungsprogramm“ eine Starthilfe sein. Es gibt zwei Arten von Belohnung, eine materielle und eine nicht materielle Art der Belohnung. Ferner gibt es zwei Arten, wie die Belohnung erfolgen kann, direkt oder erst mit Verzögerung. Bei einer späteren Belohnung werden „Punkte“ gesammelt und gegen eine Belohnung nach einer vorher (!) vereinbarten Zahl von Punkten eingetauscht.

Materielle Belohnung meint Geld oder Geschenke, die sich Ihr Kind wünscht. In der Regel sollten dies kleinere Dinge sein, z.B. Sammelkarten oder ein besonders schöner Stift. Für größere Belohnungen, z.B. einen Besuch im Kino oder einen Ausflug zur Trampolinhalle, bietet es sich an, ein Punktesystem aufzubauen. Essen und Süßigkeiten sind als Belohnung natürlich tabu!

Nicht materielle Belohnung meint jegliche Form von besonderer Aufmerksamkeit. Das reicht von einem kleinen beiläufigen Lob bis hin zu einem Spieleabend „außer der Reihe" oder zwei Stunden Zeit nur mit Ihrem Kind allein. Dies kann aber auch eine Erlaubnis sein, z.B. eine Stunde länger am Freitagabend aufzubleiben, um eine bestimmte Livesendung sehen zu können.

Welche Art der Belohnung für Ihr Kind passend ist, können Sie am besten selbst beurteilen. Denn jedes Kind und jeder Jugendliche ist anders. Jüngere Kinder sind eher durch kleine Geschenke und nicht materielle Belohnungen zu motivieren, (ältere) Jugendliche ziehen eher materielle Belohnungen bzw. Geldbeträge vor. Doch das gilt bei Weitem nicht für alle. Wie schnell die Belohnung erfolgen muss, hängt wiederum sehr von Ihrem Kind ab. Manche Kinder können gut Punkte in einem Belohnungssystem „sparen" und darauf hinarbeiten, diese irgendwann später einzulösen. Andere Kinder verlieren schnell das Interesse, wenn sie nicht schnell eine Belohnung erhalten. Wozu Ihr Kind zählt, müssen letztlich Sie entscheiden bzw. in Ihrer Familie besprechen.

Das Ziel beim Einsatz von Belohnungssystemen sollte immer sein, Ihrem Kind eine Starthilfe zu geben, Gewohnheiten zu verändern. Wenn sich die neue Gewohnheit ausreichend gefestigt hat, soll der Belohnungsplan beendet werden. Es geht bei solchen systematischen Belohnungen letztlich immer darum, dass das gewünschte Verhalten irgendwann auch ohne Belohnung erfolgt.

Wenn ihr Kind bereits *selber* motiviert ist und ein Verhalten verändern möchte, empfiehlt es sich immer, nicht zu sehr auf externe Belohnungen zu fokussieren. Das heißt, Ihr Kind sollte nicht das Gefühl haben, sich *ausschließlich* für die Belohnung anzustrengen! Mal angenommen, Ihr Kind möchte sich mehr bewegen und mehr Sport machen: Hier empfiehlt es sich, Ihr Kind zu begleiten und herauszufinden, was ihm besonders viel Spaß macht, und den Spaß, das gute Gefühl, die Zufriedenheit, den Stolz – also die positiven Gefühle – die dadurch ausgelöst werden, zu unterstützen. Im Idealfall stellen dann diese Gefühle eine innere Belohnung dar. Menschen zeigen ein Verhalten langfristig eher, wenn sie es *von sich aus wollen*, wenn sie es in sich drin als positiv und belohnend erleben, als wenn sie von außen dafür materiell belohnt werden! Die Fachworte in diesem Zusammenhang heißen intrinsische („aus mir heraus") im Unterschied zu extrinsischer („außerhalb von mir") Motivation. Belohnungssysteme eignen sich also als ein Hilfsmittel für seltenere, ausgewählte Situationen, sie sind jedoch keinesfalls ein „Allheilmittel".

Ein Belohnungssystem kann folgende Vorteile mit sich bringen:

- Es wird für Sie und Ihr Kind klar festgelegt, was genau trainiert wird (z. B. welche Essverhaltens- oder Ernährungsübung).
- Der Streit um das Thema Essen nimmt aufgrund klarer Regeln ab.
- Es wird neutral darüber gesprochen, was Sie und Ihr Kind sich wünschen.
- Es gibt klar vereinbarte, verbindliche Belohnungen.
- Sie als Eltern sind Ratgeberinnen und Unterstützer statt wie bisher Kontrolleurinnen.
- Der Erfolg wird nicht nur vom Kind gesehen.
- Die Aufmerksamkeit wird weg von Defiziten und Schwierigkeiten hin auf Erfolge gerichtet.
- Durch die Lenkung der Aufmerksamkeit auf das, was gut klappt, wird das Selbstbewusstsein der Kinder und Jugendlichen gestärkt.
- Bei einem Punktesystem wird die Willenskontrolle durch den Belohnungsaufschub (Belohnung gibt es erst nach einer gewissen Anzahl von Punkten) gestärkt.

Gut zu wissen

Ein Belohnungssystem kann dabei helfen, Verhalten dauerhaft zu verändern. Dabei sammelt das Kind nach festgelegten Regeln Punkte für erwünschtes Verhalten, die es ab einer vorher vereinbarten Anzahl in eine Belohnung umtauschen kann. Das Belohnungssystem muss von Ihnen als Eltern sehr gut vorbereitet, begleitet und eventuell auch nachgebessert werden.

Sie fragen sich vielleicht: Ist der ganze Aufwand eines Belohnungssystems denn notwendig? Dass dies ein effektives Verfahren zur Verhaltensänderung ist, erkennen Sie schon daran, dass auch die Wirtschaft diese Methode nutzt, um Ihr Kauf- und Konsumverhalten zu beeinflussen. Viele Handelsketten, Läden oder Onlineshops vergeben (Treue-)Punkte, die ab einer bestimmten Anzahl in Prämiengeschenke oder Rabatte eingetauscht werden können. Dies ist nichts anderes als ein Belohnungssystem, um Sie zum Einkauf bestimmter Produkte zu bewegen.

Ein Belohnungssystem hat jedoch auch seinen Preis: Zum einen sollte es gut vorbereitet, passend ausgewählt und abgesprochen sein. Damit ist ein gewisser Aufwand im Vorfeld notwendig. Zum anderen ist ein Belohnungssystem letztlich ein verbindlicher Vertrag, den Sie mit Ihrem Kind schließen. Damit dieser Vertrag motivieren kann, bedeutet das für Sie als Eltern:

- Vereinbarte Belohnungen *müssen auf jeden Fall* auch eingehalten werden.
- *Mindestens* vier bis sechs Wochen „Einsatzdauer" sollten es schon sein. Meist ist eine noch längere Dauer nötig.
- Schimpfen und negative Kommentare sind in Bezug auf die Übung im Belohnungssystem nicht mehr erlaubt. Das Nicht-Erhalten des Punktes ist gegebenenfalls die Konsequenz. Ansonsten würde Ihr Kind doppelt bestraft.
- Falls die vereinbarten Belohnungen außerhalb des Verstärkerplans frei verfügbar sind, stellen sie keinen Anreiz dar. Der Kinobesuch macht z. B. keinen Sinn als Belohnung, wenn Ihr Kind sowieso ständig ins Kino eingeladen wird. Die Belohnungen sollten also etwas sein, worauf sich Ihr Kind freut. Es muss sich für Ihr Kind „lohnen", sich anzustrengen.

Beispiel

Die 9-jährige Natascha wollte unbedingt die Mutter eine Stunde ganz für sich alleine haben, weil sie sich gegenüber ihren jüngeren Geschwistern vernachlässigt fühlte. Die Mutter willigte ein unter der Bedingung, dass sie nicht ständig nach Süßigkeiten fragt. Sie vereinbarten hierzu ein Belohnungssystem: Für jeden Tag, an dem sie nicht nach Süßem bettelte, erhielt sie einen Punkt. Für sieben Punkte durfte sie eine Stunde allein mit der Mutter „eintauschen". Das Mädchen machte zunächst erstaunlich gut mit, danach jedoch nicht mehr. Auf die Frage, wie denn das Umsetzen der Belohnung geklappt habe, antwortete die Mutter: „Ja, wissen Sie, meine Mutter war krank, und dann hatte ich noch so viel um die Ohren, und meine anderen Kinder sind ja auch noch da."

Kein Wunder, dass das Mädchen frustriert war. Die Situation hatte sich sogar noch zugespitzt. Aus Sicht des Mädchens war bewiesen, dass es weniger wert war als die anderen Personen im Leben der Mutter. Dieses Beispiel zeigt, wie wichtig die Einhaltung eines „Versprechens" ist. Nichts anderes stellt ein Belohnungssystem nämlich dar.

Ein Belohnungsplan sollte mindestens vier bis sechs Wochen durchgeführt werden. Das heißt aber auch, dass er ein Ende haben muss. Wenn das zu übende Verhalten sich festigt und in eine Gewohnheit übergegangen ist, sollte man das Ende des Belohnungsplans planen. Man kann einen Plan plötzlich beenden. Von einem Tag auf den anderen gibt es keine Belohnung und keinen Plan mehr. Man kann einen Belohnungsplan auch „ausschleichen“ wie ein Medikament. Das bedeutet, dass die Punktanzahl für eine Belohnung schrittweise angehoben wird, bis irgendwann kein Plan mehr nötig ist. Für Eltern und Kinder sollte deutlich sein, dass ein Belohnungssystem eine Starthilfe darstellt, nicht mehr, aber auch nicht weniger.

Praxistipp

Entwickeln Sie zusammen mit Ihrem Partner doch schon einmal Ideen für einen Belohnungsplan, der gut zu Ihrem Kind passt und den Sie bei den später vorgestellten Essverhaltensübungen einsetzen können:

- *Belohnung auf nicht materielle Art und Weise* (z.B. etwas gemeinsam unternehmen, eine Radtour machen, einen Spieleabend, Fußball spielen, Lagerfeuer machen etc.). Worüber würde sich mein Kind freuen?
- *Belohnung auf materielle Art und Weise* (z.B. Geschenkwünsche oder Geld). Worüber würde sich mein Kind freuen?
- *Mein Belohnungssystem.* (Für jedes erwünschte Verhalten gibt es einen Punkt, der auf einem dafür angefertigten Plan eingetragen wird. Ab einer festgelegten Anzahl erfolgt ein Umtausch der Punkte gegen die jeweilige Belohnung.) Wofür gibt es einen Punkt? Welche Belohnung wäre ab wie vielen Punkten für mein Kind passend?

Wichtig ist, im nächsten Schritt den Plan mit Ihrem Kind auf Augenhöhe zu besprechen und zu verhandeln. Er wird nur erfolgreich sein können, wenn Ihr Kind und Sie gleichermaßen „im Boot“ sind.

Ein Belohnungssystem lässt sich besonders gut in Form eines schriftlichen Vertrags festhalten. Im Idealfall fühlt sich Ihr Kind so ernst genommen, und es versteht, dass Sie nun gemeinsam etwas erreichen wollen. Sie sichern sich so zu, sich *gegenseitig* zu unterstützen. Ein Teil der Verantwortung liegt bei Ihnen, ein Teil bei Ihrem Kind. Sie können bei „Widerstand“ Ihres Kindes immer auf den Vertrag verweisen – müssen jedoch natürlich auch damit rechnen und damit umgehen, dass Ihrem Kind dies genauso zusteht und es Sie ebenfalls erinnern wird, wenn es Ihnen einmal nicht gelingt, sich an die Vertragsbedingungen zu halten. Unter der Essverhaltensübung 1 („Der Vertrag“, siehe unten) ist ein Beispiel beschrieben, wie ein solcher Vertrag aussehen könnte. Voraussetzung für einen solchen Vertrag ist, dass Ihr Kind über ein Mindestmaß an Motivation verfügt. Außerdem müssen Sie sich gemeinsam auf eine kleine Belohnung für die Mühen einigen. Die Punkte, die Ihr Kind sammelt, werden übrigens beim „Eintauschen“ direkt weggestrichen. Es muss also für jede Belohnung immer wieder neue Punkte sammeln. Auch die in den nächsten Kapiteln beschriebenen Essverhaltensübungen können gut in einen solchen Vertrag eingebunden werden.

Praxistipp

Bei der Formulierung der Regeln im Vertrag sollten Sie beachten, dass unser Gehirn nur positiv formulierte Botschaften direkt verstehen kann. Negativ formulierte Aufforderungen müssen erst umgedeutet werden (z.B.: „Versuchen Sie einmal, jetzt ganz intensiv *nicht* an die Farbe Rot zu denken!“). Ferner verweisen Sie mit einer negativen Aufforderung auf etwas, das bisher nicht klappt, also auf negative Situationen! Die Regeln sollten deshalb im Sinne von Botschaften und Empfehlungen mit einer positiven Aussage formuliert werden (also statt: „Man darf nicht ...“, Formulierungen nach dem Motto: „Bei uns gilt ...“).

Essverhaltensübung 1: Der Vertrag

Erstellen Sie zusammen mit Ihrem Kind einen Vertrag, der für das Kind eine Starthilfe darstellt, sein Verhalten mithilfe von Belohnungen zu verändern. Dabei können Sie sich an dem Beispiel in Abbildung 11 orientieren.

Teilweise führt übrigens gerade auch Belohnungslernen mit zu Übergewicht. Wird Essen (zumeist Süßes oder Fettiges wie z.B. Bonbons, Schokolade) von klein auf als Belohnung in der Erziehung eingesetzt, so lernt das Kind: Verhalte ich mich so, wie es die Erwachsenen von mir erwarten, bekomme ich etwas Süßes zur Belohnung! Aus Sicht des Kindes muss Süßes deshalb etwas sehr Gutes sein, denn sonst bekäme es schließlich keine Süßigkeiten als Belohnung für gutes Verhalten. Es kostet später

Vertrag

Kind:

Ich erkläre mich hiermit bereit, für sieben Tage mindestens einmal pro Tag die Übung/Regel ____________________
(hier Name der Übung oder Regel eintragen) auszuprobieren.

Jedes Mal, wenn mir die Übung/Regel gelingt, erhalte ich einen Punkt (bitte ankreuzen).

Für ☐ 10 Punkte erhalte ich: ____________________

Für ☐ 15 Punkte erhalte ich: ____________________

Für ☐ 20 Punkte erhalte ich: ____________________

Für ☐ 25 Punkte erhalte ich: ____________________

Eltern:

Wir als Eltern versprechen hiermit, dass wir ____________________
(Name des Kindes) auf folgende Weise unterstützen (ankreuzen):

☐ Vor jeder Mahlzeit einmal freundlich an die Übung erinnern.

☐ Bei jeder Mahlzeit so lange freundlich an die Übung erinnern, bis unser Kind „Stopp" sagt.

☐ Nur in schwierigen Situationen an die Übung erinnern.

☐ Auf jegliche Erinnerungen und Kommentare in Bezug auf die Übung verzichten.

☐ Andere Vereinbarung: ____________________

Wir verzichten darauf, zu schimpfen oder anderweitig negativ zu reagieren (Augen verdrehen, tief ein- und ausatmen etc.), falls diese Übung einmal nicht klappen sollte.

Ort, Datum: ____________________

____________________ ____________________

Unterschrift der Eltern Unterschrift Kind/Jugendlicher

Abbildung 11: Vorlage für einen Vertrag zum Belohnungsplan

enorme Mühen, die negativen Folgen dieses Lerneffektes wieder rückgängig zu machen. Deswegen sollten Sie es sich zur Richtschnur machen, am besten grundsätzlich nicht mit Essen (insbesondere Süßigkeiten) zu belohnen. Darüber hinaus reduziert leckeres Essen bei vielen Menschen auch unangenehme Gefühle und stellt somit eine Art Selbstbelohnung dar. Viele Kinder in unserer Gesellschaft lernen vom Kleinkindesalter an, dass man sich bei unangenehmen Gefühlen (Trauer, Frust, Langeweile, Wut, Angst) mit einer kleinen leckeren Belohnung selber etwas Gutes tun und so zumindest kurzfristig das Wohlbefinden steigern kann. Als erlernte und erlebte Folge bekommen diese Kinder später jedes Mal bei unangenehmen Gefühlen Lust, etwas zu essen. Sie haben gelernt, dass sich dadurch z.B. die Trauer etwas verringern lässt.

Konsequenz und Beharrlichkeit

Was hat Konsequenz mit Abnehmen zu tun? Zunächst ein Beispiel:

Beispiel

Die 5-jährige Lena schreit an der Kasse meist nach Süßigkeiten, die genau in ihrer Augenhöhe angebracht sind. Oft gelingt es ihrer Mutter, „Nein" zu sagen. Aber dann, wenn sie selbst gestresst ist, sagt sie manchmal auch „o. k.", um ihre Ruhe zu haben, obwohl sie es eigentlich nicht richtig findet. Die Mutter von Lena wundert sich, dass das Verhalten von Lena an der Kasse immer auffälliger wird. Lena schreit in letzter Zeit immer lauter, wenn sie ihren Willen nicht kriegt. Sie wirft sich auf den Boden, während der ganze Supermarkt zuschaut.

Was ist hier passiert? Lena hat gelernt, dass sie manchmal Süßigkeiten bekommt, und zwar vor allem dann, wenn ihre Mama genervt ist. Da aus ihrer Sicht die Süßigkeiten das Ziel sind, wird sie ihr gesamtes Verhalten dahin ausrichten, ihre Mama in einen genervten Zustand zu bringen. Um ein ungewünschtes Verhalten zu verstärken, ist es am effektivsten, manchmal ja und manchmal nein zu sagen. Die Eskalation im Supermarkt würde nicht in dem geschilderten Ausmaß geschehen, wenn Lena erleben würde, dass sie die Süßigkeiten grundsätzlich nicht bekommt, egal was sie macht. Sobald sie dies durchgängig erlebt, werden die Trotzattacken an der Supermarktkasse enden. Daher ist es ganz wichtig, konsequent zu sein. Nur so kann Ihr Kind lernen, dass klägliches Flehen oder provokatives Einfordern seinen Zweck verfehlt.

Gut zu wissen

Die konsequente Durchsetzung der angekündigten Vorgehensweise ist eine wichtige Voraussetzung, um Verhalten zu verändern!

Um konsequent zu sein, benötigen Sie starke Nerven, viel Geduld, Gelassenheit und vor allem eine klare Zielvorstellung dessen, was Sie Ihrem Kind vermitteln wollen. Auch hier gilt wieder: Direkt können Sie ausschließlich Ihr eigenes Verhalten beeinflussen. Es ist davon auszugehen, dass Ihr Kind nicht sofort „mitmacht", nur weil Sie entschieden haben, konsequenter zu sein. Es hilft nichts, wütend und enttäuscht zu reagieren. Zeigen Sie sich stattdessen beharrlich, wiederholen Sie, dass es Ihnen wichtig ist, dass Ihr Kind nicht weiter zunimmt/weniger nascht/sich mehr bewegt o.Ä. und Sie mit diesem Thema nicht lockerlassen werden.

Praxistipp

Konsequenz kann man trainieren. Spielen Sie mit Ihrer Partnerin doch einmal die Situation an der Supermarktkasse durch. Die eine Person ist Elternteil, die andere Person das Kind. Der „Elternteil" hat es eilig und will zur Kasse, das „Kind" möchte aber noch vorher eine Süßigkeit mitnehmen und quengelt, nörgelt, wirft sich auf den Boden usw. Der „Elternteil" versucht, das „Kind" vom Süßigkeitenstand wegzubewegen (eventuell bis hin zum Wegzerren). Wichtig ist, dass Sie mit Ihrem Partner anschließend einmal die Rollen tauschen und sich miteinander austauschen, wie Sie sich gefühlt haben und was Ihre Anweisungen jeweils bewirkt haben.

Und übrigens: Auch bezüglich Konsequenz und Durchsetzungsfähigkeit haben Sie Vorbildfunktion für Ihre Kinder. Wenn Sie mangelnde Konsequenz und Durchsetzungsfähigkeit zeigen, hat Ihr Kind auch mehr Schwierigkeiten, bei sich selbst und eigenen Zielen konsequent und willensstark zu sein. Holen Sie sich selbst Rückendeckung dabei, in wiederkehrenden schwierigen Situationen konsequent zu sein. Besprechen Sie die Situationen zum Beispiel mit Ihrem Partner oder guten Freundinnen.

Machen Sie sich bewusst, dass Sie mit konsequentem Verhalten, das zugegebenermaßen nicht immer der leichteste Weg ist, eine gute Investition in die Zukunft machen – für Ihr Kind und auch für sich selbst.

3.3 SMARTe Ziele

Um erfolgreich eine Verhaltensänderung zu erreichen, ist es grundlegend wichtig, welche Ziele Sie erreichen wollen – für sich und für Ihr Kind. Ein Großteil des Frustes entsteht, weil man sich etwas vornimmt, was nicht wirklich erreichbar ist, oder dadurch, dass man eine zu ungenaue Vorstellung des Zieles hat. Sie denken vielleicht: Was soll die Frage? Natürlich möchte ich, dass mein Kind abnimmt! Ein Problem mit dieser Zielformulierung ist, dass wir nun einmal die Zahl auf der Waage, also das Körpergewicht nicht direkt 1:1 selber beeinflussen können. Was müssen Sie bzw. Ihr Kind dafür tun? Wie können Sie bzw. Ihr Kind das tun? Das heißt welche konkreten Verhaltensweisen wären hilfreich? Darüber hinaus kann und muss niemand von heute auf morgen „mal eben" und „einfach" alles anders machen als bisher: sich gesund ernähren, sich ganz viel bewegen, regelmäßig essen, ausreichend Schlafen, keinen unangenehmen Stress mehr haben ... Zum Glück braucht es das jedoch auch gar nicht. Es reicht aus, bestmöglich einzelne Gewohnheiten zu verändern. „Klug" sind Ziele, die langfristig zu Erfolg führen! Um kluge Ziele zu erkennen (und von nicht so klugen Zielen zu unterscheiden), kann man die sogenannte „SMART"-Formel nutzen („smart" ist das englische Wort für „schlau"). Jeder Buchstabe steht dabei für eine Eigenschaft, auf die das Ziel geprüft werden soll:

- *S*pezifisch: Das gewünschte Verhaltensziel sollte so *genau* wie möglich beschrieben werden.
- *M*essbar: Das Zielverhalten sollte eindeutig erkennbar bzw. *feststellbar* sein.
- *A*ttraktiv und aktiv beeinflussbar: Sie bzw. Ihr Kind sollten das Ziel erreichen *wollen*, sowie *Einfluss* darauf haben, es erreichen zu können.
- *R*ealistisch: Es empfiehlt sich, mit *kleinen* (Teil)-Zielen zu beginnen, die Erfolgsaussichten sollten gut bis sehr gut sein. Es hilft nichts, zu ehrgeizige Ziele zu haben, die man im Alltag vielleicht theoretisch, aber nicht praktisch umsetzen kann.
- *T*erminiert: Legen Sie genau fest, *wann* Sie mit der Umsetzung beginnen und bis wann Sie das Ziel erreicht haben wollen und können.

Beispiel

- *S*pezifisch: „Wir werden häufiger *mit dem Fahrrad* fahren." (Statt: „Wir werden uns mehr bewegen.")

- *M*essbar: „Wir *werden jede Woche mindestens zweieinhalb Stunden* Fahrrad fahren." (Statt: „Wir werden häufiger mit dem Fahrrad fahren.")
- *A*ttraktiv: „Wir werden mit dem Fahrrad fahren, *weil es Spaß macht, uns guttut und auch umweltfreundlich ist*." Positive Formulierung: „Wir werden mit dem Fahrrad zur Schule fahren." (Statt: „Wir werden nicht mehr mit dem Bus/Auto zur Schule fahren.")
- *R*ealistisch: „*An vier Tagen pro Woche* werden wir mit dem Fahrrad fahren." (Statt „An jedem Tag werden wir Fahrrad fahren.")
- *T*erminiert: „Wir fahren *ab morgen* mit dem Fahrrad zur Schule." (Statt: „Ab dem Sommer, wenn das Wetter schöner wird, fahren wir mit dem Fahrrad zur Schule.")

3.4 Selbstbeobachtung und Protokolle

Wenn Sie oder Ihr Kind täglich die Art und Weise beobachten, was Sie wie, wann, wo und warum essen, werden Sie automatisch bewusster essen und damit auch weniger und/oder ausgewählter. Das Gleiche gilt auch für andere Verhaltensweisen (z. B. Bewegung, Sport, Mediennutzung, Schlaf, ...). Warum ist das so? Indem wir uns auf eine Sache konzentrieren, handeln wir nicht mehr automatisch. Versuchen Sie einmal, ganz bewusst auf das Gehen zu achten oder auf das Fahrradfahren, auf das Abräumen des Esstisches oder auf das Einräumen der Wäsche. Sie werden feststellen, dass Sie automatisch langsamer werden. Unser Gehirn beschäftigt sich dann mehr mit der Beobachtung als mit der schnellen Durchführung. Wenn wir uns selbst beim Essen beobachten, fragen wir uns: „Muss dieser Nachschlag jetzt sein? Esse ich gerade zu schnell? Kann ich mich gerade mit etwas anderem außer Essen ablenken?" Diese Gedanken tauchen vermehrt auf, wenn wir unser Essverhalten beobachten. Sie zwingen uns, noch einmal nachzudenken. Dadurch haben wir die Chance, in diesem Moment selber zu entscheiden, wie wir uns verhalten.

Gut zu wissen

Selbstbeobachtung und Selbstprotokollierung führen zu langsamem und bewusstem Essen!

Selbstbeobachtung, gut und schön, aber wie geht das? Eine Möglichkeit zur Selbstbeobachtung ist ein Selbstbeobachtungsbogen. Beobachtet werden z. B. die eigene Essgeschwindigkeit, die Menge an Essen, die Anzahl an Mahlzeiten am Tag, aber auch, wie häufig die Stopp-Technik (siehe Gedanken-Stopp auf Seite 115 f.) gelungen ist. Dies wird kurz nach dem Essen oder zwischendurch eingetragen.

Praxistipp

Ein Beispiel für einen Selbstbeobachtungsbogen zeigt die Abbildung 12 in der Essverhaltensübung 2 („Der Körperdetektiv", siehe Seite 95). Fühlen Sie sich jedoch frei, Ihre eigenen, auf Ihren Alltag bezogenen Selbstbeobachtungsbögen zu gestalten. Ersetzen Sie nach Belieben Unterpunkte durch eigene Übungen (z. B. „halbe Stunde Bewegung" anstatt „Anzahl der Mahlzeiten", wenn Sie dies wichtiger finden). Sie können auch statt des Essverhaltens die Ernährungsauswahl protokollieren. Hierfür eignet sich die Ampelkarte (siehe Seite 37). In die Selbstbeobachtungsbögen (oder Ampelkarte) können Sie auch wöchentlich das Gewicht eintragen, um den Zusammenhang zwischen Gewicht und Verhalten zu erkennen. Natürlich können Sie zur Selbstbeobachtung auch geeignete Apps, Fitness-Tracker etc. verwenden. Wie immer gilt: Am meisten Nutzen haben Sie, wenn die gewählte Selbstbeobachtungsmethode gut zu Ihnen bzw. zu Ihrem Kind passt. Im Zweifel hilft, einfach Verschiedenes auszuprobieren.

Wenn Ihr Kind einen Selbstbeobachtungsbogen selbstständig ausfüllen soll (erst ab 9 Jahren sinnvoll), ist es sehr wichtig, dass Ihr Kind motiviert ist. Wenn Sie meinen, Ihr Kind fällt (noch) nicht in die Kategorie „motiviertes Kind", lassen Sie diese Übung zunächst lieber. Ein Versuch, die Motivation etwas zu wecken, könnte sein, Ihrem Kind zu sagen: „Du, ich mache jetzt erst einmal eine Übung ganz für mich alleine. Ich will herausfinden, ob sie wirklich hält, was sie verspricht. Du kannst mich aber gerne in der Zwischenzeit beobachten. Vielleicht kriegst du heraus, was ich anders mache." Bei der Besprechung der Übung mit Ihrem Kind machen Sie bitte deutlich, dass es *nicht* um Kontrolle geht. Der Selbstbeobachtungsbogen ist eine Hilfestellung für die Kinder und Jugendlichen, die gerne selbst etwas unternehmen möchten. Vereinbaren Sie, ob und wie häufig Sie am Tag an das Ausfüllen erinnern dürfen.

Praxistipp

Ein Selbstbeobachtungsbogen ist nur dann sinnvoll, wenn er auch direkt nach dem Essen bzw. in der Situation ausgefüllt wird. Idealerweise sollte er mindestens über eine Woche geführt werden. Ansonsten ist der Lerneffekt geringer. Besprechen Sie dies bitte vorher mit Ihrem Kind.

Essverhaltensübung 2: Der Körperdetektiv

Gestalten Sie zusammen mit Ihrem Kind einen Selbstbeobachtungsbogen, der entweder ganz dem Beispiel in Abbildung 12 folgt, oder der Ihren eigenen bzw. den Schwerpunkten Ihres Kindes angepasst wurde.

	Mo	Di	Mi	Do	Fr	Sa	So	Ziel
Anzahl der Mahlzeiten								
Anzahl der Snacks								
Langsam gegessen								
Erfolgreich gestoppt und Versuchung widerstanden								

Abbildung 12: Selbstbeobachtungsbogen über das Essverhalten

Bei diesem Beispiel für einen Selbstbeobachtungsbogen wird bei jedem Essen eingeordnet, ob es sich um eine (Haupt-)Mahlzeit oder einen Snack handelt und in der entsprechenden Zeile ein Strich gemacht. Zusätzlich wird jedes Mal, wenn etwas geschafft wurde, dies mit einem Strich markiert: Also bei jeder erfolgreichen „Ich-esse-langsam"-Mahlzeit wird ein Strich in der entsprechenden Zeile eingetragen. „Erfolgreich gestoppt" meint, dass z.B. der Versuchung widerstanden wurde, einen Nachschlag zu nehmen, dass auf einen Snack verzichtet wurde oder dass der Lust auf Süßigkeiten widerstanden wurde. Die Fortgeschrittenen können auch Wochenziele vereinbaren. Zum Beispiel „sich zehnmal erfolgreich stoppen" oder die Anzahl der Snacks pro Tag oder pro Woche zu reduzieren.

Wenn Ihr Kind einigermaßen motiviert ist, die Umsetzung des Selbstbeobachtungsbogens jedoch als lästig empfindet, so kann die Essverhaltensübung 2 auch auf folgende Weise variiert werden: Vereinbaren Sie mit Ihrem Kind, die Übung „Körperdetektiv" durchzuführen, allerdings für mindestens vier Wochen. Zusätzlich wird ein Tag in der Woche vereinbart, an dem Ihr Kind morgens auf die Waage geht. Das Gewicht wird auf dem Selbstbeobachtungsbogen eingetragen. Falls Ihr Kind bis zum nächsten Wiegetermin am gleichen Tag in der darauffolgenden Woche das Gewicht gehalten oder sogar abgenommen haben sollte, so braucht es bis zum nächsten Wiegetermin den Selbstbeobachtungsbogen *nicht* zu führen. Das Gewicht wird allerdings ebenfalls schriftlich auf dem Selbstbeobachtungsbogen festgehalten. Sollte bei dem wiederum nächsten Wiegetermin in der darauffolgenden Woche Ihr Kind dann an Gewicht zugenommen haben, so muss es für die folgende Woche wieder den Selbstbeobachtungsbogen führen. Dieses Prozedere kann beliebig lange fortgesetzt werden. Mithilfe dieser Übung lernen die Kinder und Jugendlichen spielerisch, die Konsequenzen Ihres Essverhaltens zu beobachten und zu beeinflussen. Unserer Erfahrung nach kann allein die konsequente Umsetzung dieser Variation schon zu einer Verbesserung des Essverhaltens und somit zu einem Stopp der Gewichtszunahme führen.

3.5 Wohlfühltricks: Essen mit Genuss

Nachdem wir viel über unser Verhalten und darüber, wie wir es verändern können, erfahren haben, wollen wir uns nun auf das Essverhalten konzentrieren. Essverhalten bezieht sich darauf, *wie, wo, wann* und *warum* man isst. Dies beeinflusst sehr, was und wie viel wir essen. Damit hat das Essverhalten einen sehr großen Einfluss auf unser Gewicht.

Essen ist (lebens-)notwendig. Wenn wir es nicht übertreiben, tut es uns gut und ist etwas Schönes. Bewusst zu essen, hat sehr viel mit Genießen zu tun! Im Folgenden stellen wir deshalb unsere sogenannten Wohlfühltricks vor. Sie stellen so etwas wie das Herzstück unseres Essverhaltens dar. Es geht (wie bei all unseren Empfehlungen) ausdrücklich nicht darum, jeden einzelnen Trick immer und überall perfekt zu erfüllen. Wir empfehlen jedoch sehr, sich mit den Wohlfühltricks mit Blick auf die eigenen (Familien-)Gewohnheiten zu beschäftigen. Inhaltlich umfassen die Wohlfühltricks (1) das Esstempo, (2) die Essensmenge, (3) den Ort des Essens, (4) die Regelmäßigkeit von Mahlzeiten und (5) die Aufmerksamkeit.

Esstempo

Unser Esstempo bestimmt, wie viel wir essen. Zunächst ein Beispiel:

Beispiel

Aylin hat es oft eilig und isst auch sehr schnell, während ihre Zwillingsschwester Selin sich Zeit lässt und sorgfältig kaut. Die Eltern beobachten, dass Aylin in kurzer Zeit viel mehr isst als Selin, die mit kleineren Mengen satt ist.

Wie kann man dies erklären? Unser Sättigungsgefühl stellt sich erst nach unglaublichen 15 bis 20 Minuten ein. Man könnte auch sagen, die „Leitung“ zwischen Magen und Gehirn ist sehr lang! Vor Ablauf dieser Zeitspanne *kann* man sich nicht satt fühlen, egal wie viel man gegessen hat. Das hat zur Folge, dass die Menschen, die schnell essen, nicht merken können, ob sie bereits genug gegessen haben, um ihren Energiebedarf zu decken. Dies erklärt auch, dass man in der Regel mehr isst, wenn man *schnell isst,* zu wenig *kaut* oder beim Essen *keine Pausen* einhält.

Gut zu wissen

Langsam essen führt dazu, dass wir mit deutlich geringeren Essensmengen satt sind!

Wie können Sie nun dazu beitragen, dass Ihr Kind langsamer isst? Um mit Ihrem Kind zu vereinbaren, versuchsweise langsam zu essen, eignet sich für jüngere Kinder zur Einleitung die Essverhaltensübung 3 (siehe Seite 99f.).

Praxistipp

Wenn die Kinder älter werden, machen sie in der Regel nicht mehr so bereitwillig mit, sondern testen z.B. eher Grenzen aus. Je nachdem, wer von den Eltern im Moment die bessere Beziehung zu Ihrem Kind hat, könnte auf folgende Weise versuchen, die Bereitschaft des Kindes zum Mitmachen zu erhöhen: „Wir essen ja fast alle zu schnell, und du weißt ja, dass wir dadurch zu viel essen. Es ist schwer, daran etwas zu ändern, deswegen würde ich mit dir gerne eine Wette eingehen. Wetten, dass du es nicht schaffst, 20 Minuten so langsam wie eine Schnecke zu essen? Der Sieger darf am Freitag eine halbe Stunde länger aufbleiben (als Beispiel!). Du kannst entscheiden, ob jemand von uns Eltern mitmachen soll, um es dir dadurch leichter zu machen, oder ob du das lieber alleine machen möchtest. Dann würden wir alle ganz normal essen, und nur du isst wie eine Schnecke."

Beim gemeinsamen Versuch des Langsam-Essens servieren Sie die Portionen ein wenig kleiner als sonst. Stellen Sie eine Uhr auf. Nachschlag gibt es erst nach 20 Minuten. Loben Sie Ihr Kind und sagen Sie ihm, woran Sie bemerkt haben, dass Ihr Kind langsam wie eine Schnecke gegessen hat. Nach 20 Minuten fragen Sie Ihr Kind, wie viel Hunger es noch hat. Wenn Ihr Kind noch Nachschlag möchte, geben Sie erst einmal einen kleinen Nachschlag und versuchen Sie gemeinsam noch einmal, langsam wie eine Schnecke zu essen. Am Ende der Übung werden Sie und Ihr Kind vielleicht erstaunt sein, wie viel weniger als sonst Sie gegessen haben und dass Sie trotzdem angenehm gesättigt sind. Nach der Übung reden Sie mit Ihrem Kind darüber, was Ihnen positiv aufgefallen ist, und zeigen Sie sich erstaunt darüber, wie gut ihm das gelungen ist. Sprechen Sie mit Ihrem Kind über diesen Unterschied und wie viel angenehmer es sich anfühlt, nicht pappsatt, sondern angenehm gesättigt zu sein. Fragen Sie dann, ob es diese Übung ab nun häufiger ausprobieren möchte, um somit die Essensmenge etwas zu reduzieren. Man könnte z.B. vereinbaren, bei einer Mahlzeit pro Tag ganz bewusst langsam zu essen (vielleicht mit Vertrag und Belohnungssystem, wenn 20 Minuten Dauer erreicht wurden?).

Essverhaltensübung 3: Fantasiereise

Erzählen Sie Ihrem Kind zunächst folgende Geschichte:

Fantasiereise

Stell dir einmal vor, du machst eine Reise durch deinen eigenen Körper. Mit jedem Körperteil und jedem Organ kannst du dich dabei unterhalten. Kurz vorher hat es Mittagessen gegeben und du hast ganz schnell eine doppelte Portion Nudeln mit Ketchup gegessen. Zum Nachtisch gab es Schokoladenpudding. Deine Reise beginnt im Mund. Du machst es dir auf einem Backenzahn bequem und fragst ihn, wie es ihm geht. „Ach, nicht so gut!", sagt der Zahn. „Gerade eben gab es Essen. Aber ich hatte fast keine Zeit, das Essen klein zu machen. Wenn es so schnell heruntergeschluckt wird, da kann ich meine Arbeit gar nicht richtig machen. Ich muss das Essen nämlich ganz oft kauen, damit es richtig klein gemacht wird." „Ja", mischt sich die Zunge ein, „und ich habe gar keine Zeit, das Essen richtig zu schmecken. Wenn es so schnell über mich hinwegrutscht und schnell hinuntergeschluckt wird, bleibt keine Zeit, den leckeren Geschmack festzustellen und zu genießen." Du bist ganz verwundert. „Was soll ich denn beim Essen anders machen, damit es euch gut geht?", fragst du die beiden. „Langsam und mit Ruhe essen", rufen die Zunge und die Zähne im Chor. „Das ist toll für uns." Nachdenklich wanderst du weiter durch deinen Körper und kommst zu deinem Magen. Der ist gerade dabei, das Mittagessen zu verarbeiten. Stöhnend und ächzend wälzt er die Essensmassen hin und her und flucht dabei leise. „Viel zu viel", brummelt er leise. „So viel wollte ich gar nicht. Aber meine Nachricht ist erst oben angekommen, als es schon zu spät war." „Wovon sprichst du?", fragst du den mürrischen Magen. „Ach, weißt du", sagt der Magen, „hier passt nur eine bestimmte Menge an Essen hinein. Die kann ich dann gut verarbeiten. Darum schicke ich eine Nachricht an dich, wann es reicht. Aber der Nachrichtendienst braucht ziemlich lange, nämlich 20 Minuten. Wenn du schnell und viel isst, bin ich viel zu voll, bevor die Nachricht ankommt." „Ist das denn schlimm?", fragst du den Magen. „Ich kann das Essen dann nicht so gut verarbeiten und zermanschen", antwortet der Magen. „Und wenn hier so viel drin ist, ist das für mich sehr, sehr anstrengend." „Was soll ich denn beim Essen anders machen, damit es dir gut geht?", fragst du den Magen. „Oh", sagt der Magen, „es ist klasse, wenn du langsam isst. Wenn du dann aufhören sollst zu essen, kann dich meine Nachricht auch rechtzeitig erreichen.“ Abends beim Abendbrot erinnerst du dich an alles, was du gehört hast. Du kaust langsam und gründlich und trinkst Wasser dazu. Als du dich gut gesättigt fühlst, hörst du auf zu essen. „Na“, denkst du, „da wird sich mein Körper aber freuen. Das habe ich doch gut gemacht.“ Nach dem Essen legst du dich kurz hin und achtest auf deinen Körper. Wie er sich jetzt wohl anfühlt? Dein Herz schlägt ganz ruhig und gleichmäßig.

Nun vereinbaren Sie, beim nächsten Essen zusammen langsam wie eine Schnecke zu essen und sich 20 Minuten Zeit zu lassen. Alternativ können Sie bzw. Ihr Kind auch mal sehr bewusst für die Dauer einer Mahlzeit darauf achten, jeden Bissen gründlich zu kauen. Denn auch das hilft natürlich dabei, langsamer zu essen. Darüber hinaus kann gründlich gekaute Nahrung viel besser verdaut werden und trägt auch in diesem Sinne zum Wohlbefinden bei. Oder Sie achten gemeinsam darauf, immer wieder während der Mahlzeit das Besteck abzulegen und einen Schluck Wasser zu trinken, d.h. also kleine Pausen einzubauen, statt das Essen hastig zu schlingen. Auch gemeinsame Mahlzeiten mit Gesprächen helfen dabei, langsamer zu essen.

Weitere Ideen und Übungen zum Thema Esstempo, die einen höheren Spiel- und Spaßfaktor haben, sind die folgenden:

- Einen Langsam-Ess-Wettbewerb bei gemeinsamen Mahlzeiten machen: Alle versuchen, nicht als erste ihren Teller leer bzw. die erste Portion aufgegessen zu haben. Wer als erster den Teller leer gegessen hat, muss nach dem Essen den Tisch abräumen.
- Statt über das Langsam-Essen zu reden, sich zu erinnern oder zu ermahnen etc., Geheimzeichen erfinden, die bedeuten: „Denk ans Langsam-Essen“ oder „Super, du isst langsam!“ etc.
- Die Rollen vertauschen: Das Familienmitglied, das am meisten Schwierigkeiten mit dem Langsam-Essen hat, soll die anderen Familienmitglieder genau beobachten und ans Langsam-Essen erinnern bzw. beim Langsam-Essen coachen.
- Einer ist der „Taktgeber“ beim Essen: Die anderen Familienmitglieder sollen genau so langsam oder schnell essen wie der Taktgeber.

Portionsgröße

Selbstverständlich haben auch die Größe der Portion und die Häufigkeit des Nachschlags einen Einfluss auf unser Gewicht. Wir essen in der Regel, bis wir satt sind. Woran merken wir aber, dass wir satt sind? Sind Sie sich sicher, Sättigung und Völlegefühl unterscheiden zu können? Es ist recht eindeutig und einfach festzustellen, wenn man zu viel gegessen hat. Unfairerweise fällt es vielen jedoch schwer, zu bemerken, wann sie tatsächlich satt sind (und sich dann zu stoppen, d.h. nicht weiterzuessen, „bis nichts mehr rein geht"). *Sättigung* ist der Zustand, wenn Sie sich nach einer Mahlzeit *fit* fühlen, es geht um ein Wohlbefinden und Wohlgefühl. Wenn Sie oder Ihr Kind ein *Völlegefühl* bemerken und nach der Mahlzeit am liebsten auf der Couch liegen möchten, ist das ein Hinweis, dass zu viel gegessen wurde. Überlegen Sie doch gemeinsam mit Ihrem Kind, woran sie erkennen, wann sie satt sind und wann sie „pappsatt" sind, also zu viel gegessen haben. Ein paar Hinweise haben wir Ihnen aufgeschrieben:

Sättigung:
- im Körper bemerkbar: kein Hunger mehr, Wohlgefühl, ...
- im Verhalten bemerkbar: die Beschäftigung mit anderem als Essen möglich, ...
- gedanklich: andere Gedanken als ans Essen, ...
- Gefühle: zufrieden, ausgeglichen, ...

Pappsatt:
- im Körper bemerkbar: Völlegefühl, Bauchschmerzen, Übelkeit
- im Verhalten bemerkbar: Trägheit
- Gefühle: Müdigkeit, Erholungsbedürfnis

Praxistipp

Wenn Ihr Kind den angenehmen Zustand „satt" und das Völlegefühl „pappsatt" sicher trennen kann, vereinbaren Sie mit Ihrem Kind, zu versuchen, immer nur bis zur Sättigung und nicht bis zu „pappsatt" zu essen. Dabei bestimmt Ihr Kind, ob es satt oder pappsatt ist. Immer wenn es bei „satt" die Mahlzeit beendet, darf es einen Strich auf einer Liste machen. Ab einer vereinbarten Anzahl von Strichen (z.B. sieben) ist eine vorher vereinbarte kleine Belohnung fällig. Am Ende einer Woche melden Sie Ihrem Kind bitte auch zurück, was Sie an Veränderungen beobachtet haben. Sicherlich freut es sich, von Ihnen zusätzliche positive Rückmeldungen zu erhalten. Diese Übung sollte möglichst mehrere Wochen durchgeführt werden.

Gerade wenn man an große Essmengen gewöhnt ist, kommt das Sättigungsgefühl später, da der Magen im wahrsten Sinne des Wortes „ausgeleiert“ ist. Werden die Essenmengen reduziert, verkleinert sich der Magen jedoch wieder, und das Sättigungsgefühl kommt eher und hilft beim Abnehmen. Wie können Sie jedoch die Essensmengen reduzieren? Hier gibt es im Prinzip zwei Möglichkeiten für Essverhaltensregeln:

- Sie kochen gegen den Protest Ihres Kindes und möglicherweise auch gegen den Protest weiterer Familienmitglieder so, dass es keinen Nachschlag gibt. Die Portionen sind festgelegt. Keiner kann und darf Nachschlag nehmen. Beim Frühstück und Abendbrot sind die Brotscheiben vorher für jeden festgelegt. Es darf ausgesucht werden, welcher Belag verwendet wird. Die Brote werden aber vor dem Essen geschmiert. Der Aufschnitt bzw. die Töpfe beim Mittagessen befinden sich nicht auf dem Esstisch. Hat noch jemand Hunger, so darf er nur Obst bzw. Salat oder Gemüse nachnehmen. Zu einer solchen Maßnahme sollte die ganze Familie zustimmen. Ob ein solches Vorgehen Erfolg versprechend ist, hängt stark von Ihrem Kind ab. Benötigt Ihr Kind eher klare Regeln und Grenzen? Hält es sich bei entsprechender Unterstützung der Eltern dann aber (evtl. unter etwas Protest) daran? Dann könnte dieses Vorgehen für Ihr Kind genau das richtige sein!
- Bei der zweiten Möglichkeit haben die Kinder mehr Mitspracherecht. Benötigt Ihr Kind dieses Mitspracherecht? Dann ist die folgende Übung möglicherweise hilfreicher: Ihr Kind nimmt sich nur eine Portion und versucht, mit dieser auszukommen und auf einen Nachschlag zu verzichten. Gerade bei dieser Übung ist es wichtig, dass Sie sich an die Vertragsvereinbarungen halten: *Nicht schimpfen,* wenn das Kind sich doch einmal einen Nachschlag nimmt! Falls es Ihrem Kind sichtlich schwerfällt, sich zurückzuhalten und es ihm dennoch gelingt: loben! Diese Übung gehört erfahrungsgemäß zu den schwierigen Übungen.

Ort des Essens

Warum hat der Ort, an dem wir essen, etwas damit zu tun, wie viel wir essen? Wieder ein Beispiel:

Beispiel

Enes kommt von einem stressigen Tag in der Schule mittags heim. Seine Eltern sind berufstätig. Da er alleine essen langweilig findet, isst er beim Anschauen seiner derzeitigen Lieblingsserie das vorgekochte Essen. Anschließend ist er „pappsatt" und erstaunt, wie viel er gegessen hat, denn er hat fast das gesamte Essen vertilgt, welches auch noch für die Eltern gedacht war.

Warum hat Enes so viel gegessen? Wenn wir abgelenkt sind (z.B. durch Fernsehen oder „Streaming"), bemerken wir nicht, wie viel wir essen. Außerdem essen wir bei Ablenkung schneller. Wir können daher unser Sättigungsgefühl nicht oder nur zu spät bemerken, dann, wenn wir „pappsatt" sind. Wer vor Bildschirmmedien, bei den Hausaufgaben oder beim Spielen isst, wird daher in der Regel größere Mengen zu sich nehmen.

Gut zu wissen

Der ideale Ort zum Essen ist der Esstisch und nicht vor dem Fernseher, Computer oder am Schreibtisch!

Das verhindert nämlich auch, dass unser Körper sehr viele Orte mit Essen verbindet. Wenn wir z.B. regelmäßig am Schreibtisch etwas essen, „lernt" unser Körper, dass dieser Ort mit Essen verknüpft ist. So kann es passieren, dass wir „automatisch" etwas essen wollen, sobald wir uns an den Schreibtisch (oder aufs Sofa etc.) setzen.

Viele Eltern berichten, dass sie gerne vor dem Fernsehen Süßigkeiten, Snacks und Knabbereien verzehren, weil diese zur Gemütlichkeit und zu einem Filmabend nun einmal dazugehören. Dann wird kein Kind begeistert sein, wenn es beim Fernsehen oder Computer spielen plötzlich auf das Essen verzichten soll, während die Eltern weiter vor dem Fernsehen essen.

Praxistipp

Beispiele für Essensregeln, an die sich *alle* halten sollen, können sein:

- Alle Haupt- und Zwischenmahlzeiten werden nur am Esstisch im Esszimmer oder in der Küche verzehrt.
- Falls z.B. ein Filmabend ohne Essen nicht vorstellbar ist, hilft folgende Regel: Jeder bekommt ein kleines Schälchen, dessen Inhalt

aus z. B. Gummibärchen oder Salzstangen besteht. Mehr als das gibt es an dem (Film-)Abend nicht.

Wenn man nur am Esstisch isst und sich an diese Essverhaltensregeln hält, hat man noch einen wichtigen Vorteil: Beiläufiges Essen außerhalb der Haupt- und Zwischenmahlzeiten (das sogenannte „Snacking“) wird erschwert. Dieses wird von uns häufig gar nicht mehr als Nahrungsaufnahme wahrgenommen. Die Snacks und Süßigkeiten enthalten jedoch häufig so viele Kalorien wie eine komplette Mittagsmahlzeit.

Regelmäßiges Essen

Nicht nur wie und wo wir essen ist wichtig, sondern auch, *wie oft* wir essen. Dabei kommt es vor allem darauf an, *regelmäßig* zu essen, wie es die fünf Mahlzeiten am Tag in OptimiX vorsehen (vgl. Seite 52). Aber warum führt unregelmäßiges Essen zu Übergewicht? Zunächst ein Beispiel:

Beispiel

Bei Ginas Familie muss morgens alles sehr schnell gehen, da die ganze Familie früh das Haus verlassen muss. Gina schläft gerne und steht daher erst in letzter Minute auf. Durch die Hektik kommt erst gar kein Hungergefühl auf, sodass sie nicht frühstückt (ein stehengelassenes Müsli = 370 kcal). In der großen Pause überkommt sie dann ein solches Hungergefühl, dass sie sich am Kiosk zwei Schokoriegel holt (= 530 kcal).

Wenn wir Mahlzeiten, z. B. aufgrund eines Zeitmangels, auslassen, so entwickelt sich in den nächsten Stunden ein so starkes Hungergefühl, dass wir dann häufig unbewusst große Mengen von Nahrungsmitteln verzehren, die zudem meist sehr kalorienreich sind. Gerade das Frühstück wird von Kindern und insbesondere Teenagern häufiger ausgelassen. Regelmäßig essen bedeutet also, nicht zu häufig (im Sinne von ständigem Snacking), aber eben auch nicht zu selten etwas zu sich zu nehmen.

Gut zu wissen

Wenn wir regelmäßig essen, kommen wir mit weniger Lebensmitteln aus, als wenn wir einzelne Mahlzeiten auslassen. Aufgrund der entstehenden

Heißhungerattacken nach ausgelassenen Mahlzeiten werden viel mehr Kalorien aufgenommen als bei regelmäßigen Mahlzeiten.

Genauso wichtig ist, nicht zu oft oder nebenbei zu snacken, sondern wirklich nur zu den Mahlzeiten (drei Haupt-, zwei Zwischenmahlzeiten) zu essen.

Problem: Ihr Kind frühstückt morgens nicht gern?

Dafür kann es verschiedene Gründe und Lösungsmöglichkeiten geben:

- *Hat Ihr Kind morgens zu wenig Zeit?* Geben Sie ihm mehr Vorlaufzeit. Stehen Sie zusammen vielleicht früher auf. Somit bleibt mehr Zeit, ein Frühstück einzunehmen.
- *Muss Ihr Kind alleine frühstücken?* Dann hat es vielleicht einfach Langeweile bei dieser Mahlzeit oder fühlt sich unwohl. Vielleicht lässt es sich in der Familie einrichten, dass Sie oder Ihr Partner gemeinsam mit dem Kind frühstücken und somit der Tag gemütlich beginnen kann.
- *Hat Ihr Kind trotz genügender Zeit und gemeinsamen Essens morgens noch keine Lust zu essen?* Besprechen Sie mit Ihrem Kind, was ihm am Morgen am ehesten schmeckt. Wenn es morgens gar keinen Appetit hat, bieten Sie ihm zumindest ein Glas Milch oder einen Becher Joghurt an. Das Pausenbrot für die Schule sollte dann entsprechend größer ausfallen. Man kann auch vom Frühstücks-Zweimaleins sprechen: Denn das Frühstück zu Hause und das Pausenbrot ergänzen sich. Wer morgens gut frühstückt, kommt mit einer kleineren Pausenmahlzeit aus und umgekehrt.

Ablenkung und Aufmerksamkeit

Zwischendurch klang es immer mal wieder an: Bewusst zu essen, bedeutet, sich nicht während des Essens abzulenken. Denn dann kriegt man unter Umständen kaum mit, wie viel man isst und wann man satt ist. Außerdem bedeutet Ablenkung auch, die Mahlzeit viel weniger zu genießen, sich über den Geschmack zu freuen, die Herstellung wertzuschätzen etc.

Wie ist es bei Ihrem Kind und wie bei Ihnen selber? Fällt es Ihnen leicht, sich auf die Mahlzeit und die anwesenden Personen zu konzentrieren und dabei *nichts* anderes zu machen? Keine Zeitung zu lesen, keine Mails zu checken, keine Nachrichten zu posten, keine Anrufe anzunehmen, keine Nachrichten oder Filme oder Serien zu streamen etc., keine Einkaufsliste zu schreiben?

Im Sinne von Genuss und Wohlfühlen empfehlen wir sehr, sich auf die Mahlzeit und die anwesenden Personen (d.h. Gespräche) zu konzentrieren. Wenn das bisher häufig anders war, ist eine Veränderung natürlich zunächst immer eine Herausforderung und kann sich „komisch“ oder auch „anstrengend“ anfühlen. Lassen Sie sich nicht zu schnell entmutigen, bleiben Sie am Ball und versuchen Sie, mit positivem Beispiel und eindeutigen Regeln (z.B. keine Medien/Smartphones am Esstisch) voranzugehen.

Gut zu wissen

Zusammengefasst lauten also unsere fünf Wohlfühltricks:
1. Langsam essen und gründlich kauen.
2. Nur so viel essen bis man satt (und nicht „pappsatt“) ist.
3. An einem festen Ort essen.
4. Auf regelmäßige Mahlzeiten achten.
5. Sich beim Essen nicht nebenbei beschäftigen (Medien!).

Essen genießen: Auch das „Drumherum“ ist wichtig

Wir haben erfahren, dass Essen positive Gefühle auslöst. Das sollten Sie nutzen und Essen ganz bewusst genießen. Dabei können die Wohlfühltricks einen entscheidenden Beitrag leisten. Im Alltag wird das Essen häufig kaum noch zelebriert. In unserer Beschleunigungsgesellschaft muss Vieles vor allem schnell gehen („Fast Food“). An jeder Ecke ist quasi im Vorbeigehen Nahrung verfügbar und kann genauso im Vorbeigehen heruntergeschlungen werden. Wieso hat das auch einen Einfluss auf die Art, wie viel wir essen? Wieder ein Beispiel:

Beispiel

Sie gehen in ein Lokal. Hastig werden Ihnen dort die Fertiggerichte auf den Tisch gestellt. Sie sehen deutlich, dass sich hier niemand Mühe gegeben hat. Teller und Besteck liegen in der Gegend herum. Sie müssen sogar noch einmal extra aufstehen, um sich ein Glas zu holen. Genervt setzen Sie sich hin und fangen an zu essen. In Gedanken sind Sie schon ganz woanders: „Was muss ich noch alles machen?“ Vielleicht ärgern Sie sich auch über die unfreundliche Bedienung. Bei all Ihren Gedanken schaufeln Sie schnell das Essen in sich hinein, denn Sie wollen diesen unangenehmen Ort möglichst schnell verlassen.

Unwohlsein und Hektik beim Essen führen dazu, dass wir *schnell essen*. Und dies kann leicht dazu führen, dass wir zu viel essen. Denn das Sättigungsgefühl kommt erst langsam, wie wir gelernt haben (siehe Seite 97). Wenn Sie in ein Lokal gehen, möchten Sie abschalten und Ruhe haben, das Essen genießen. Warum diese Wünsche nicht auch zu Hause umsetzen? Klar, zu Hause fehlt es oft an Zeit. Termine, Hektik, viele kleinere Probleme machen es schwer, den Kopf freizubekommen. Weniger Hektik führt automatisch dazu, dass man etwas langsamer isst. Man kann sich mehr auf das Essen konzentrieren. Und das Essen bekommt uns besser. Wie man eine gemütliche Atmosphäre schaffen kann, zeigt die Essverhaltensübung 4 („Deko-Tipps“, siehe unten). Aber vielleicht möchte Ihr Kind Sie ja auch einmal mit einer Tischdekoration verwöhnen? Lassen Sie sich von der Fantasie Ihres Kindes überraschen!

Essverhaltensübung 4: Deko-Tipps

Hier ein paar Beispiele für ein genussvolles „Drumherum“ – Ihrer Fantasie sind keine Grenzen gesetzt!

- Eine Tischdecke, ein Tischläufer oder Platzsets geben Ihrem liebevoll zubereiteten Essen einen entsprechenden Rahmen.
- Stellen Sie ein paar Blumen auf den Tisch oder streuen Sie Blumenblätter über das Tischtuch.
- Schauen Sie, ob Sie Kerzen, Teelichter oder eine kleine batteriebetriebene Lichterkette zu Hause haben. Mit einer schönen Beleuchtung schaffen Sie eine ruhige und entspannende Atmosphäre.
- Sie könnten Dinge aus der Natur benutzen und so den Tisch jahreszeitlich gestalten: Beispielsweise im Frühling und Sommer Wiesenblumen, im Herbst Blätter oder Kastanien und im Winter Tannenzweige.
- Denken Sie an Servietten. Vielleicht möchte Ihr Kind aus Pappe einen Serviettenring basteln.
- Ganz besonders schön wird die Mahlzeit, wenn Sie die Speisen auf Tellern anrichten.

- Denken Sie auch daran, Geschirr, Besteck und Gläser hübsch zu arrangieren.
- Vielleicht mögen Sie schöne Musik im Hintergrund?

Ein liebevoll zubereitetes Familienessen wird so zu viel mehr als einer bloßen Nahrungsaufnahme. Bei einer gemeinsamen Mahlzeit erfahren Kinder durch die gemeinsame Unterhaltung von den Sorgen, Nöten und Freuden der Eltern und Geschwister. Die gemeinsamen Mahlzeiten bildeten somit einen wichtigen Orientierungspunkt im Tagesablauf. Den Kindern wird bewusst, dass Essen lustvoll und kulinarisch sein kann und dabei auch Gemeinsamkeit stiftet. Gemeinsames Essen stellt Nähe her, schafft ein Wir-Gefühl und befriedigt unser Bedürfnis nach sozialen Kontakten. Durch die gemeinsamen Gespräche entsteht nicht nur eine ganze besondere Atmosphäre, sondern auch Zeit zur Wahrnehmung des Geschmacks der Lebensmittel sowie von Sattheit als spürbarem Gefühl. Und auch das Selbstvertrauen der Kinder wird durch gemeinsame Gespräche gefördert, denn das Kind erlebt, dass man ihm zuhört und wissen will, wie es ihm geht.

Gut zu wissen

Mit einer Familienmahlzeit und den damit verbundenen Gesprächen wird sowohl die Seele als auch der Leib satt, und das mit vergleichsweise geringer Kalorienzufuhr, denn gemeinsames Essen und Gespräche fördern langsames Essen.

Bewusstes Genießen beim Essen hilft, mit geringer Lebensmittel-/Süßigkeitenmenge dieselben positiven Gefühle zu erreichen wie beim schnellen Essen größerer Mengen. Versuchen Sie und Ihr Kind doch einmal die Essverhaltensübung 5 („Ich bin ein Genussmensch“, siehe unten). Dieses Beispiel zeigt, wie man durch langsames Essen und bewusstes Genießen ganz neue Erfahrungen sammeln kann.

Essverhaltensübung 5: Ich bin ein Genussmensch

Wahre Genussmenschen schließen beim Essen ab und zu die Augen, um sich mehr auf den Geschmack konzentrieren zu können. Es ist überraschend zu merken, wie anders viele Nahrungsmittel schmecken, wenn man sich bewusst auf den Geschmack konzentriert. Nehmen Sie ein Stück

Weißbrot. Kauen Sie und Ihr Kind es so lange, bis das Stückchen völlig zerkleinert ist. Vielleicht schließen Sie eine Wette ab, wer es länger schafft, sich auf den Geschmack zu konzentrieren, ohne es herunterzuschlucken. Achten Sie vor allem darauf, wie der Geschmack des Stückchens Brot sich verändert. Gegen Ende der Übung müsste es leicht süßlich schmecken.

Was ist hier passiert? Wieso schmeckt Brot auf einmal süß? Der Speichel in unserem Mund enthält Enzyme. Diese bauen den Nährstoff von Brot, die Stärke, ab. Bei Abbau von Stärke entsteht Zucker, daher der süße Geschmack. Besprechen Sie mit Ihrem Kind Ihre jeweiligen Geschmackserfahrungen. Möglicherweise fand Ihr Kind es eklig. Viele sind es nicht gewohnt, Essen so gründlich zu kauen, dass es bereits im Mund zu einem Brei wird.

Führen Sie und Ihr Kind jetzt die gleiche Übung mit einem Schluck Limonade durch. Nicht herunterschlucken, sondern möglichst lange im Mund lassen! Dies führt in der Regel nach einer gewissen Zeit sogar zu einem Gefühl von Ekel aufgrund der extremen Süße. In vielen Getränken ist so viel Zucker enthalten, damit wir den süßen Geschmack, den wir so sehr lieben, auch dann schmecken, wenn wir Schnellesser/-trinker sind. Nur: Wenn wir bewusst genießen, brauchen wir so viel Süße gar nicht.

Praxistipp

Ganz eindringlich zeigt auch die Schokoladenfantasiereise (siehe Ernährungsübung 9 auf Seite 66f.) den Effekt von bewusstem Genießen. Probieren Sie diese aus und Sie werden erleben, wie wenig Süßigkeiten man braucht, um dasselbe wohlige Erleben zu haben, wenn man bewusst und langsam genießt.

3.6 Was ist Hunger, was ist Appetit?

Die nächste, sehr wichtige Frage ist, *warum* wir essen, ob aus Hunger oder aus Appetit. Bei Hunger brauchen wir, genauer gesagt, braucht unser Körper Nährstoffe. Bei Appetit schmeckt oder riecht es z. B. so gut, dass wir gerne essen möchten, obwohl der Körper eigentlich zurzeit keine Nahrungszufuhr benötigt. Man könnte denken, der eigentliche Grund zu essen, sei immer der Hunger. Und so ist in der Regel auch unser Sprachgebrauch im Alltag: Wenn uns nach Essen ist, sagen wir, dass wir „Hunger" haben. Wir essen jedoch häufig aus ganz anderen Gründen: weil es so gut schmeckt, weil es gerade angeboten wurde, aus Stress, Frust und Langeweile, um uns zu belohnen oder um etwas zu feiern. Essen löst positive Gefühle aus, das nutzen wir häufig ganz intuitiv. In all diesen Zusammenhängen, in denen es nicht primär darum geht, dem Körper Nährstoffe zu geben, schlagen wir vor, nicht von Hunger, sondern von Appetit zu sprechen. Es macht Sinn, für unterschiedliche Dinge auch unterschiedliche Worte zu haben und zu nutzen. Aber wie kann man Hunger und Appetit unterscheiden? Dies fällt selbst vielen Erwachsenen schwer, und damit erst recht Kindern und Jugendlichen. Wenn man lernt, nur dann zu essen, wenn man Hunger hat, hilft das enorm beim Abnehmen. Warum? Weil wir dann nur so viel essen, wie der Körper braucht.

Gut zu wissen

Hunger ist der Zustand, in dem wir etwas essen möchten, weil unser Körper Energie und Nährstoffe braucht. Appetit bedeutet, dass wir Lust haben, etwas zu essen, obwohl der Körper gerade keine Nährstoffe benötigt.

Praxistipp

Besprechen Sie mit Ihrem Kind die Unterscheidung von Hunger (= der Körper braucht Nährstoffe) und Appetit (= Lust zu Essen, ohne dass der Körper Nährstoffe braucht). Lassen Sie sich dazu von Ihrem Kind möglichst konkrete Situationen aus dem Alltag beschreiben, in denen es essen möchte, und überlegen gemeinsam, ob in der Situation Hunger oder Appetit vorliegt.

Im nächsten Schritt versuchen Sie gemeinsam, herauszufinden, woran man erkennen kann, ob man gerade Hunger oder Appetit hat. (Fragen Sie z. B.: „Beschreibe mir bitte genauer, woran du merkst, dass du Hunger und nicht Appetit hast." „Hmm, ich habe dann so ein komisches Gefühl im Magen." „Prima, ist das ein angenehmes oder unangenehmes Gefühl?" „Nee, ist ein doofes Gefühl." „Ach so, wie merkst du das denn, dass das ein doofes Gefühl ist? Was ist dann anders?" Und so weiter.) Machen Sie das sowohl bei Hunger als auch bei Appetit und schreiben Sie diese Antworten auf. Besprechen Sie anschließend mit Ihrem Kind die Zeichen, die es für Hunger und Appetit genannt hat.

Nun überlegen Sie sich gemeinsam, in welchen Situationen Hunger und in welchen Situationen Appetit auftritt. Idealerweise sollte Ihr Kind erkennen, dass alle Verlockungssituationen *nur* Appetit produzieren und keinen Hunger.

Wir haben für Sie und Ihr Kind ein paar Hinweise aufgeschrieben, woran Sie Hunger und Appetit erkennen können:

Hungersignale:
- im Körper: Magenknurren, Bauchschmerzen, schlapp, „Loch im Bauch", ...
- im Verhalten: unkonzentriert, Suche nach Essen, ...
- gedanklich: alle Gedanken kreisen ums Essen, ...
- Gefühle: schlechte Laune, mürrisch, genervt, ...

Meist sind *alle* diese Signale *unabhängig* vom Lebensmittelangebot vorhanden und treten erst mit *Abstand* zur letzten Mahlzeit auf.

Appetit:
- *Beschränkt auf bestimmte Lebensmittel* (z. B. „Die Schokolade würde ich gern essen, nicht aber den Apfel") und/oder
- beschränkt auf *bestimmte Geschmacksrichtung* (z. B. nur Lust auf etwas Süßes/Süßigkeiten oder nur Lust auf sehr würzige Speisen),
- keine oder wenige Hungersignale,
- Gefühle wie Langeweile oder Frust.

Gut zu wissen

Ganz wichtig ist bei der Unterscheidung von Hunger und Appetit, dass bei Hunger jedes Lebensmittel verzehrt werden könnte und bei Appetit nur bestimmte. Das können Sie nutzen, um herauszufinden, ob Ihr Kind gerade Hunger oder Appetit hat. Isst es den angebotenen Apfel, so hat Ihr Kind Hunger. Verweigert Ihr Kind den Apfel, möchte aber eine Süßigkeit, so hat Ihr Kind Appetit. Auch der Abstand zur letzten (Haupt-)Mahlzeit hilft bei der Unterscheidung: Hat Ihr Kind das letzte Mal vor vier Stunden etwas gegessen, oder ist das Mittagessen gerade mal eine halbe Stunde her?

3.7 Wie kann man „Nein“ sagen lernen?

Nun haben wir gelernt, zwischen Hunger und Appetit zu unterscheiden. Trotzdem werden Sie feststellen, dass wir meist aus Appetit und selten aus Hunger essen. Denn wir leben in einer Welt der täglichen Versuchungen. Überall sind Lebensmittel und Leckereien verfügbar. Manche Verwandte neigen sogar dazu, Kindern Nahrungsmittel förmlich aufzudrängen und sind dann auch noch beleidigt oder enttäuscht, wenn sie z. B. das Stück Kuchen nicht möchten. Wenn man den vielfältigen Verlockungen widerstehen will, braucht man einen starken Willen, um sich zu beherrschen und entschieden „Nein“ zu sagen. Insbesondere Kinder und Jugendliche verfügen in der Regel jedoch noch nicht über eine ausgeprägte Willensstärke. Doch wie kann man seinen Willen stärken?

Den Willen kann man wie einen Muskel trainieren. Ein Muskel, welcher z. B. im Fitness-Studio ständig trainiert wird, wächst und wird stark. Wenn der Wille mit vielen kleinen Willensübungen trainiert wird, bekommt man eine stärkere Willenskraft. Kinder, die in einem Willenstraining schwierige Situation bewusst trainiert haben, berichten, dass sie bei alltäglichen Verlockungssituationen deutlich einfacher widerstehen können. Wie kann nun Ihr Kind seinen Willen trainieren? Es gibt mehrere Möglichkeiten, um den äußeren Verlockungssituationen zu begegnen, wie z. B. „Trockenübungen“ oder „freier Zugang in gewissen Grenzen“ (auf dieser und der folgenden Seite). Darüber hinaus können Erinnerungshilfen dazu beitragen, innere Impulse zu kontrollieren.

Trockenübungen

In den sogenannten „Trockenübungen“ spielt man durch, wie man bestimmt, aber freundlich „Nein“ sagen lernen kann, ohne den anderen zu verletzen und ohne viele Nachfragen zuzulassen. Probieren Sie vielleicht die Essverhaltensübung 6 („Sag ‚Nein‘ zu ‚Nimm doch was!‘“) zuerst einmal mit Ihrer Partnerin aus, bevor Sie sich mit Ihrem Kind an diese Übung wagen.

Essverhaltensübung 6: Sag „Nein“ zu „Nimm doch was!“

Eine Person spielt die Rolle des Verführers und soll durch viele Sprüche oder Verlockungen die zweite Person dazu bewegen, etwas Leckeres zu

essen. Diese Person möchte jedoch eigentlich nichts essen und soll versuchen, dies klar darzustellen. Mögliche Aufforderungen könnten sein:
- Nun nimm doch was, ein Stück Kuchen hat noch keinem geschadet!
- Warum isst du meine Torte nicht, schmeckt es dir nicht bei mir?
- Hast du mich nicht mehr lieb, weil du gar nichts von mir essen möchtest?
- Du wirst doch wohl noch ein Stück Schokolade essen dürfen, das hat noch keinem Kind geschadet!
- Du immer mit deiner gesunden Ernährung. Das verdirbt dir doch die ganze Lebensfreude!

Ihrer Fantasie sind für weitere Fragen und Behauptungen keine Grenzen gesetzt! Achten Sie auf Ihre Gefühle, Ihre Körperhaltungen, Gestik, Lautstärke der Stimme und den Effekt, den dies alles erzielt. Was hat am besten gewirkt, um weitere Nachfragen zu verhindern? Auch die Person, die versucht zu verführen, soll beschreiben, wie sie sich fühlt und was am besten gewirkt hat. Tauschen Sie anschließend die Rollen!

Freier Zugang in gewissen Grenzen

Bei solchen Übungen können die Kinder selbstständig entscheiden, wann sie die z.B. 15 möglichen Leckereien pro Woche verzehren, also jeden Tag ein wenig, alles auf einmal oder vielleicht einen Tag keine Süßigkeit. Den Zeitpunkt des Verzehrs bestimmen die Kinder selbst! Sie werden keinen Kommentar mehr über den Süßigkeitenverzehr abgeben, andererseits ist Betteln bei Ihnen nicht erlaubt und erfolglos. Dies kann zur Entspannung zwischen Ihnen und Ihrem Kind betragen, da ihr Kind jetzt nicht mehr auf Ihr „Wohlwollen“ angewiesen ist und seine Abhängigkeit nicht mehr ständig spüren muss.

Es gibt zwei Arten von Übungen, dies umzusetzen. Bei der Essverhaltensübung 7 („Der Süßigkeitenteller“, siehe Seite 114) müssen die Kinder direkt den Süßigkeiten widerstehen. In der anderen, abgeschwächten Essverhaltensübung 8 („Das Token-System“, siehe Seite 114) wird ein sogenanntes Token-System vorgeschaltet, damit die Versuchung nicht zu groß wird. Vorteil dieser beiden Übungen ist, dass die Kinder spielend ihre Willensstärke trainieren. Nachteil insbesondere der Übung 7 ist, dass eher impulsive Kinder leicht frustriert werden können. Sie essen den Teller in der Regel an den ersten beiden Tagen leer. Für solche Kinder ist diese Übung eher nicht geeignet und es sollte besser Übung 8 verwendet werden. Der Vorteil der Übung 8 ist, dass Ihr Kind es sich genauer überlegt, ob es etwas eintauscht. Dazu kommt noch der deutlich höhere Kontrolleffekt. Der Nachteil besteht darin, dass Sie ständig ansprechbar für Ihr Kind sein müssen. Außerdem birgt diese Übung die Gefahr, dass sich Ihr Kind kontrolliert fühlt. Gerade bei freiheitsliebenden Kindern kann dies sehr anstrengend werden. Sie wehren sich gegen die erhöhte Kontrolle. Besprechen Sie mit Ihrem Kind offen die Vor- und Nachteile der jeweiligen Übung.

Praxistipp

Das Belohnungssystem ist in den Essverhaltensübungen 7 und 8 schon integriert. Können die Kinder den „Versuchungen“ widerstehen, haben sie auch noch am Ende der Woche Süßigkeiten. Es braucht daher kein Belohnungsplan zu erfolgen.

Essverhaltensübung 7: Der Süßigkeitenteller

Ihr Kind erhält eine gewisse Menge an Süßigkeiten auf einem Teller oder in einer Box. Diese Menge soll für eine Woche reichen. Etwa zwei kleine Süßigkeiten befinden sich für jeden Tag auf dem Teller. Außer den Süßigkeiten auf dem Teller/in der Box erhält das Kind keine weiteren Süßigkeiten. Seine Aufgabe ist es nun, den Konsum über die Woche gut einzuteilen. Kommentare über den Zeitpunkt des Süßigkeitenkonsums sind den Eltern ausdrücklich *nicht* erlaubt!

Essverhaltensübung 8: Das Token-System

Hierbei erhält das Kind etwa 15 Marken (= Token) für eine Woche. Wenn es etwas Süßes oder etwas Salzgebäck haben möchte, muss es den Eltern jeweils eine Marke abgeben. Dafür erhält es eine kleinere Menge des Gewünschten. Allerdings gelten auch folgende Regeln: Egal, was Ihr Kind für einen Unsinn anstellt, die Eintauschregel darf davon nicht berührt werden. Und die Übergabe der Leckereien muss kommentarlos erfolgen. Es ist schon Nachteil genug für Ihr Kind, Sie ständig fragen zu müssen.

Bei beiden Übungen 7 und 8 gilt: Außer diesen Süßigkeiten/Snacks darf Ihr Kind keine weiteren Schleckereien erhalten! Sprechen Sie dies unbedingt mit den Großeltern oder sonstigen Bezugspersonen ab, die sich auch gerne an der Gestaltung der Süßigkeitenbox beteiligen können. Wenn es neben der Süßigkeitenbox weitere Süßigkeitenquellen gibt, hat diese Übung keinerlei Wert. Gleichzeitig ist zu berücksichtigen, dass Sie natürlich niemals alle Süßigkeitenquellen unter Kontrolle haben. Bei älteren Kindern noch weniger als bei jüngeren. Wir empfehlen dazu einen pragmatischen Umgang. Mit älteren Kindern kann man das vor der Einführung problematisieren und gemeinsam überlegen, wie damit umgegangen werden kann (z. B. könnte man gemeinsam absprechen, dass entsprechend weniger Süßigkeiten auf den Teller kommen, wenn das Kind z. B. auf einem Kindergeburtstag eingeladen ist, bzw. mit den Eltern bespricht, auch in diesem Fall Token abzugeben.)

Der Gedanken-Stopp

Eine Übung zur Kontrolle innerer Impulse stellt der sogenannte Gedanken-Stopp dar. Wenn wir Appetit haben, stellen wir uns die Nahrung auch vor. Noch mehr Appetit ist die Folge („Es läuft einem das Wasser im Munde zusammen"). Wenn wir jedoch lernen, diese Gedanken zu stoppen, ist es einfacher, sich zurückzuhalten. Hierbei kann uns schon der alleinige Gedanke „Stopp!" helfen, denn glücklicherweise können wir uns immer nur auf eine Sache konzentrieren.

Praxistipp

Versuchen Sie eine einfache Mathe-Aufgabe zu rechnen und *gleichzeitig* laut „Stopp!" im Kopf zu sagen. Da unser Gehirn sehr schnell ist, können wir zwar im schnellen Wechsel viele Aufgaben nebeneinander erledigen, jedoch nicht gleichzeitig. Genauso kann man sich auch „Stopp!" ins Gedächtnis rufen, wenn man etwas essen möchte. Noch besser funktioniert „Stopp!", wenn Sie sich dabei bildlich z. B. ein Stopp-Schild vorstellen. Andere Variationen sind auch denkbar wie eine ausgestreckte Polizistenhand, ein wackelndes Stopp-Schild usw.

Ziel des Gedanken-Stopps ist es, die ums Essen kreisenden Gedanken zu unterbrechen. Wenn Sie dies selbst einige Male ausprobiert haben, erklären Sie Ihrem Kind, wie der Gedanken-Stopp funktioniert. Überlegen Sie gemeinsam, welche Gedanken Ihr Kind motivieren können, sich zurückzuhalten. Wenn Sie diese gefunden haben, können sie diese in die Essverhaltensübung 9 („Mein Gedanken-Stopp!“, siehe unten) eintragen. Diese Stopp-Schilder können Sie dort in der Wohnung aufhängen, wo Verlockungen sind, wie z.B. der Kühlschrank, Süßigkeitenschrank, Fernseher, Computer, Mittagstisch, das eigene Portemonnaie oder die Einkaufsliste. Dies ist eine Übung, die sich ausschließlich im Kopf abspielt. Wie gut sie klappt, ist von außen nur schwer zu beurteilen. Fragen Sie deswegen auch ruhig Ihr Kind nach den Schwierigkeiten, wo die Grenzen liegen und wann und wo die Übung gut klappt.

Diese Übung führt übrigens häufiger auch dazu, dass Kinder uns begeistert (!) berichten, dass sie ihre Eltern häufig als „Stopp-Schilder“ erleben und nutzen. Das heißt für die Kinder wird durch diese Perspektive erlebbar, dass die Begrenzungen der Eltern bzgl. Essensmenge oder Snacks eigentlich etwas Gutes und Hilfreiches ist. Auch wenn es in der konkreten Situation natürlich weiterhin nerven wird, wenn Sie „Nein“ oder „Stopp“ sagen.

Essverhaltensübung 9: Mein Gedanken-Stopp

Abbildung 13 dient als Vorlage für eigene „Stopps“ und alternative Gedanken zum Essen. Sie können Sie gemeinsam mit Ihrem Kind ausfüllen, ausschneiden und in der Wohnung platzieren.

3.8 Emotionales Essen

Gründe für Appetit können nicht nur in Versuchungssituationen liegen, sondern auch in negativen Gefühlen (Emotionen). Denn Essen, und vor allem „Süßes“, lösen positive Gefühle aus und können damit negative Gefühle wie Stress, Frust, Trauer, Ängste und Langeweile kurzfristig betäuben. Allerdings ist damit das Problem noch nicht gelöst. Also isst man wieder und hat dann ein langfristiges Problem, denn häufiges emotionales Essen führt zu Übergewicht.

Beispiel

Charlotte ist aufgrund ihres Übergewichts in der Schule wieder einmal gehänselt worden. Darüber ist sie sehr traurig. Durch Verzehr einer halben Tafel Schokolade geht es ihr kurzfristig besser, andererseits hat sie 269 kcal zu sich genommen und vermehrt mit dieser „Lösung“ langfristig ihr Übergewicht.

Um nicht mehr aus Gefühlen heraus zu essen, ist es wichtig, sich den Zusammenhang klarzumachen. Sie brauchen erst einmal einen Überblick darüber, in welchen Gefühlslagen Ihr Kind eigentlich isst. Als nächstes sollte herausgefunden werden, wie Sie Ihr Kind dann unterstützen können. Mit der Essverhaltensübung 10 („Alternativen zu emotionalem Essen finden“, siehe Seite 118) können Sie zunächst die typischen Auslöser für emotionales Essen festhalten und dann gemeinsam versuchen, passende Alternativen zum emotionalen Essen zu finden. Bei negativen Gefühlen wäre es natürlich am effektivsten, das zugrunde liegende Pro-

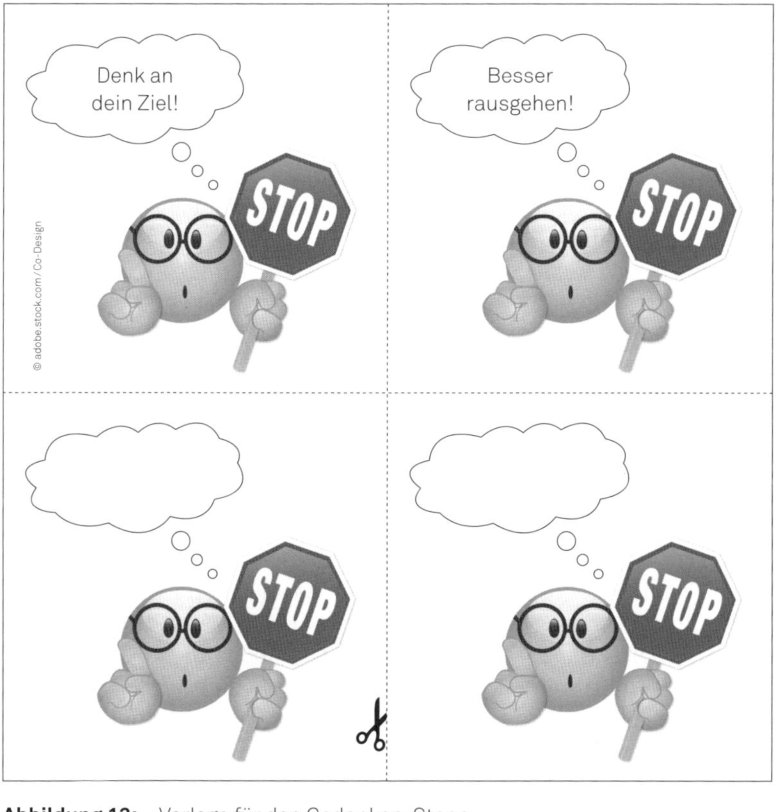

Abbildung 13: Vorlage für den Gedanken-Stopp

blem zu lösen. Doch dies ist oft nicht möglich, zumindest nicht kurzfristig. Beispielsweise sind die Gründe für Frust und Traurigkeit manchmal außerhalb der Familie zu suchen (Schulprobleme, keine Freunde), manchmal innerhalb der Familie (ein Elternteil hat psychische Probleme, ist körperlich erkrankt, oder es bestehen elterliche Paarprobleme). Kinder bekommen die Atmosphäre zwischen den Eltern *immer* mit. Erwarten Sie zu Krisenzeiten nicht, dass Ihr Kind das Übergewicht in den Griff bekommt!

Gut zu wissen

Gerade in Krisenzeiten und bei anhaltenden Belastungen ist es wichtig, das Problem an der Wurzel zu packen und sich zunächst um die Problemlösung zu kümmern. Erst bei einer gewissen Stabilität macht es Sinn am „Emotionalen Essen" zu arbeiten.

Essverhaltensübung 10: Alternativen zu emotionalem Essen finden

Bei dieser Übung geht es darum, mit Ihrem Kind gemeinsam herauszufinden, aus welcher Gefühlslage heraus es isst und welche Alternativen es hierzu geben könnte. Füllen Sie dazu den Ankreuzbogen in Abbildung 14 aus.

Es gibt Hunderte von Möglichkeiten. Überlegen Sie gemeinsam, was noch hilfreich sein könnte. Finden Sie mindestens zwei weitere Möglichkeiten. Als Eltern sehen Sie es Ihrem Kind sicherlich häufig an, wie es ihm geht. Fragen Sie, ob Sie in solchen Situationen Ihr Kind auf die Übung hinweisen sollen oder lieber schweigen sollen, damit Ihr Kind es selbst ausprobieren kann.

Anhand der Essverhaltensübung 11 („Alternativen zu emotionalem Essen testen", auf Seite 120f.) können Sie Ihr Kind dabei unterstützen, neue Strategien im Umgang mit Gefühlen auszuprobieren, und die Ergebnisse verfolgen. Dieser Beobachtungsbogen (siehe Abbildung 15) sollte durch die Eltern geführt werden. Inwieweit Sie Ihr Kind einbeziehen möchten, entscheiden Sie selber. Legen Sie zunächst entweder alleine oder gemeinsam mit Ihrem Kind fest, welche Strategien statt Essen in typischen Gefühlslagen (z.B. Langeweile) ausprobiert werden sollen. Erinnern Sie Ihr Kind an die neuen Strategien bzw. machen Sie dem Kind entsprechende

Ich esse aus …	
☐ Langeweile	☐ Frust
☐ Belohnung	☐ Traurigkeit
☐ Wut	☐ Freude
☐ Ärger	☐ Angst

Alternative Strategien

Als nächstes finden Sie zusammen mit Ihrem Kind heraus, was außer Essen denn noch hilft, (un-)angenehme Gefühle erträglicher zu machen bzw. generell mit dem jeweiligen Gefühl umzugehen. Hier können Sie ankreuzen, was sich bereits als hilfreich erwiesen hat oder was Ihr Kind ausprobieren möchte:

☐ jemanden anrufen	☐ Computer/Nintendo/ Playstation spielen
☐ Fotos machen/Video drehen	☐ fernsehen
☐ rausgehen	☐ laut sein/Energie rauslassen
☐ malen/basteln	☐ lesen
☐ kuscheln/sich umarmen lassen	☐ mit jemandem darüber reden
☐ sich mit jemandem treffen	☐ Fotos/Videos anschauen
☐ Musik hören, z. B. ein bestimmtes Lied/eine bestimmte Playlist	☐ Hörspiel/Hörbuch/ Podcast hören
☐ Rätsel lösen	☐ sich eine Höhle/ eine Wohlfühloase bauen

☐ jemandem helfen/eine Freude machen

☐ sich selber sagen „Stopp! *Ich* schaffe das auch ohne Essen“

☐ den eigenen Körper spüren, z. B. rennen, schaukeln, Trampolin springen, ringen/raufen, stampfen …

☐ anderes, z. B.: ______________________________

☐ anderes, z. B.: ______________________________

Abbildung 14: Vorlage für Essverhaltensübung 10

Vorschläge, wenn es das nächste Mal aus Langeweile essen möchte. Machen Sie dann entweder einen Strich bei „☺“, bei „😐“ oder bei „☹“ nach jedem Ausprobieren, je nachdem wie gut die Strategie bei diesem Versuch geholfen hat. So können Sie nach einer gewissen Zeit sehen, wie gut die überlegten Alternativen im Praxistest geklappt haben. Beachten Sie, dass neue Strategien möglicherweise auch mehrfach ausprobiert bzw. geübt werden müssen, bevor sie (sicher) funktionieren. Vertrauen Sie Ihrer Einschätzung, ob es sich lohnt, eine bestimmte Alternative mehrmals zu testen, selbst wenn Ihr Kind diese beim ersten Mal nicht besonders gut nutzen konnte. Denken Sie in diesem Zusammenhang noch einmal daran, dass Beharrlichkeit eine sehr wichtige Technik bei der Veränderung von Gewohnheiten ist. Je nachdem, wie bereitwillig Ihr Kind über seine Gefühle spricht, können Sie Ihre Beobachtungen nach einiger Zeit auch Ihrem Kind mitteilen. Es kommt häufig gut an, zu fragen: „Was meinst du? Stimmt das, was wir aufgeschrieben haben? Hast du vielleicht Verbesserungsvorschläge oder Ergänzungen?“ Beziehen Sie dann die Einschätzungen Ihres Kindes so weit wie möglich in den Beobachtungsbogen mit ein.

Übrigens können auch positive Gefühle ein Grund für Appetit sein, z. B. wenn man sich regelmäßig mit Essen belohnt oder Erfolge mit zusätzlichem Essen gefeiert werden. Auch in solchen Fällen lässt sich der Beobachtungsbogen anwenden.

Essverhaltensübung 11: Alternativen zu emotionalem Essen testen

Nachdem Sie sich gemeinsam mit Ihrem Kind Strategien überlegt haben, Essen in typischen Gefühlslagen durch eine alternative Handlung zu vermeiden, wird der Beobachtungsbogen nach dem Beispiel in Abbildung 15 ausgefüllt.

Negative Gefühle, aus welchen Gründen auch immer, lassen sich von Kindern durch eine gute Beziehung zu ihren Eltern besser verarbeiten. Frust-Ess-Attacken treten bei Kindern, die sich von Eltern geliebt fühlen, weitaus seltener auf. Sie werden Ihr Kind sicher sehr lieben. Teilen Sie dies Ihrem Kind mit. Für Ihr Kind ist es sehr wichtig, Ihre Wertschätzung immer wieder zu spüren und zu hören.

Statt Essen aus …	… probieren wir Folgendes	Das hat so geklappt		
		guter Erfolg: ☺	mittlerer Erfolg: 😐	kein Erfolg: ☹
Langeweile	gemeinsam ein Spiel spielen	☺ ||	😐 |	☹
	jemanden anrufen	☺ |	😐 |	☹ ||
	rausgehen	☺ ||	😐	☹
		☺	😐	☹
		☺	😐	☹
		☺	😐	☹
		☺	😐	☹
		☺	😐	☹
		☺	😐	☹
		☺	😐	☹

Abbildung 15: Beobachtungsbogen „Alternativen zu emotionalem Essen testen“

Praxistipp

Lassen Sie Ihr Kind doch einmal ganz bewusst an Ihren positiven Gefühlen ihm gegenüber teilnehmen und erzählen ihm, was genau Sie an ihm ganz besonders schätzen. Fragen Sie z. B. Ihr Kind: „Möchtest du eigentlich mal wissen, was Mama/Papa besonders an dir mag?“ Beiläufig gefragt führt diese Frage immer dazu, dass Ihnen Ihr Kind seine ungeteilte Aufmerksamkeit schenkt. Wenn Sie dann Ihre Gefühle beschreiben, verwenden Sie bitte keine Pauschalaussagen wie z. B.: „Du bist toll, weil du mein Kind bist“ oder Übertreibungen wie z. B.: „Du bist einfach der/die Tollste von allen“. Mit solchen Aussagen kann Ihr Kind nur wenig anfangen. Denn sie geben keinen Anhaltspunkt darüber, was genau Sie an Ihrem Kind schätzen. Diese Frage ist aber brennend interessant für Ihre Kinder. Daher geben Sie bitte Ihrem Kind eine möglichst genaue Beschreibung darüber, was Sie an ihm gut finden. Anhaltspunkte geben folgende Beispiele: „Mir ist aufgefallen, dass du dazu stehen kannst, wenn du etwas falsch gemacht hast. Das finde ich klasse. Das können viele Erwachsene nicht.“ Oder: „Du strengst dich in der Schule an, wenn es ernst wird. Und dann schaffst du es auch, ganz von alleine.“ Oder: „Du kannst sehr schön lachen. Dein Lachen finde ich einfach klasse. Damit kannst du mich immer wieder aufheitern, wenn es mir einmal nicht so gut geht.“ Oder: „Was ich toll an dir finde, ist, dass du nicht aufgibst, selbst wenn es einmal nicht so klappt.“

Sie werden Ihrem Kind sicher hundertmal besser mitteilen können, was Sie an ihm mögen. Denn Sie kennen Ihr Kind ganz genau. Bitte nennen Sie Beispiele aus dem Alltag, damit sich Ihr Kind darunter auch etwas vorstellen kann. Nehmen Sie als Beispiele Verhaltensweisen, die häufig vorkommen. Die einzige „Eins“ in Mathe in drei Jahren ist für diese Übung nicht geeignet. Achten Sie verstärkt auf die Dinge, die Ihnen selbstverständlich vorkommen, die es aber für Ihr Kind nicht sind.

3.9 Wie mit Werbung umgehen?

Um Versuchungssituationen durch (Lebensmittel-)Werbung zu begegnen, ist es sehr hilfreich, sich die Zusammenhänge klarzumachen. Das

Ziel von Werbung ist simpel: Bedürfnisse wecken. Die Werbeindustrie ringt mit immer ausgefeilteren Tricks um unsere Kinder als Konsumenten. Dabei sind Kinder eine besonders gut beeinflussbare Zielgruppe. Sie sollen ihren Eltern in den Ohren liegen, genau das und bloß nicht etwas anderes zu kaufen. Gewonnen hat das Produkt, welches möglichst witzig oder cool vermarktet wird. Das gilt für Süßigkeiten und Snacks natürlich genauso. Werbung für Süßigkeiten und Snacks ist so aufgebaut, dass man sie sich mit allen Sinnen vorstellen kann, damit Appetit entsteht. Der entstehende Appetit soll mit dem Werbeprodukt gekoppelt werden, damit möglichst bei zukünftigem Appetit genau an das Produkt gedacht wird. Neben den in Medien geschalteten Werbespots, Werbeplakaten und Verpackungen findet „Werbung" auch auf subtile Weise statt: durch Influencer, Youtuber, Social Media, Produktplatzierung in Serien oder durch die Peer-Gruppe. Kinder sind deutlich einfacher zu beeinflussen als Erwachsene. Was tun?

Praxistipp

Um die Zusammenhänge Ihrem Kind anschaulich darstellen zu können, sammeln Sie beide doch mal eine Woche lang Werbesprüche zu Lebensmitteln und Beispiele für Lebensmittelwerbung im weitesten Sinne. Diskutieren Sie mit Ihrem Kind, was der jeweilige Inhalt der Werbung vermitteln möchte und wie die Lebensmittel nach dem Ampelsystem (vgl. Seite 30–33) zu bewerten sind. Es bietet sich auch an, im Supermarkt „auf Detektivsuche" zu gehen, bei welchen Produkten es sich wohl speziell um „Kinderlebensmittel" handelt. Woran kann man das erkennen?

3.10 Wie sich in schwierigen Situationen verhalten?

Ausrutscher

Wie Sie sicher wissen, ist Abnehmen ein schwieriger Prozess. Wie viele Erwachsene, die den Vorsatz haben, abzunehmen, schaffen dies ohne Rückschläge? Gehen Sie also davon aus, dass auch Ihr Kind seine Schwierigkeiten haben wird, selbst wenn es motiviert ist.

Gut zu wissen

Ausrutscher gehören zu jedem Versuch einer Gewichtsreduktion! Kein Mensch hat bisher immer alles richtig gemacht!

Deswegen ist es gut, auf einen Ausrutscher vorbereitet zu sein. Denn Vorwürfe sind bei einem Ausrutscher fehl am Platze. Ihr Kind wird nur noch mehr frustriert. Was es in dieser Situation braucht, sind Trost und Ihr Einfühlungsvermögen. Verweisen Sie auf die bisherigen Erfolge. Bauen Sie Ihr Kind auf und geben Sie ihm Mut, es weiter zu probieren. Das motiviert und zeigt, dass Sie Ihrem Kind einiges zutrauen! Spielen Sie deswegen die Situation des Ausrutschers schon einmal gedanklich durch. Was werden Sie sagen?

Praxistipp

Hier sind einige Tipps, wie Sie eine Eskalation der Situation bei einem Ausrutscher verhindern können:

- Sprechen Sie von einem Ausrutscher statt von Rückfall, Rückschlag und Misserfolg.
- Zögern Sie Ihre Reaktion heraus, damit Sie selbst einen kühlen Kopf bewahren bzw. wiedererlangen können.
- Schreiben Sie sich Ihre Ideen für diese schwierige Situation vorher auf und lesen Sie diese, wenn es so weit ist, noch einmal durch, bevor Sie einen Kommentar abgeben.
- Formulieren Sie grundsätzlich keine Vorwürfe.

Eine gute Möglichkeit, um auf einen Ausrutscher vorbereitet zu sein, ist auch ein Brief an sich selbst. Diesen können Sie und Ihr Kind jeweils parallel jeder für sich verfassen in einer Phase, in der es „super“ läuft. Dabei schreiben Sie – beide für sich – auf, wie es Ihnen geht, wie Sie sich im Moment bezüglich der Themen Gewicht/Ernährung/Bewegung fühlen und woran es Ihrer Meinung nach liegt, dass es gerade gut klappt. Diese Briefe stecken Ihr Kind und Sie jeweils in einen verschlossenen Umschlag und heben sie an einem passenden Ort auf. Sie lesen den Brief des anderen nicht. Wenn es eine herausfordernde Phase mit (u.U. einer zunehmenden Zahl von Ausrutschern) geben sollte, setzen Sie sich in einer entspannten Atmosphäre zusammen und holen Ihre Briefe hervor. Jeder liest dann nochmal seinen Brief, d.h. Sie lesen den Brief, den Sie selber geschrieben haben, und Ihr

Kind liest seinen Brief. Versuchen Sie dann, in einen gemeinsamen, wohlwollenden Austausch zu kommen, was jeder (d.h. Ihr Kind genauso wie Sie selber) dazu beitragen kann, an diese erfolgreiche Phase möglichst gut wieder anzuknüpfen. Dies kann helfen, den Blick wieder stärker auf die eigenen Stärken, Möglichkeiten und Fähigkeiten zu richten und die Sache *positiv* und konstruktiv weiterzuverfolgen bzw. wieder stärker in den Fokus zu nehmen.

Für den Fall, dass sich Ausrutscher ständig wiederholen, sollte auch die Motivationsfrage geklärt werden. Möchte Ihr Kind abnehmen? Wie wichtig ist es Ihnen aktuell? Falls nicht die mangelnde Motivation die Ursache für mehrere Ausrutscher ist, stellen Sie sich folgende Fragen: Gibt es zu viele Verlockungssituationen oder zu viele belastende Gefühle? Oder beides? In solchen Fällen empfiehlt es sich, sich das Kapitel 3.7 „Wie kann man ‚Nein' sagen lernen" (siehe Seite 112ff.) und Kapitel 3.8 „Emotionales Essen" (siehe Seite 116ff.) noch einmal anzuschauen. Wichtig ist, dass Sie zunächst nur *eine* schwierige Situation trainieren. Wenn diese dann gut klappt, kann eine weitere schwierige Situation trainiert werden. Sie sollten versuchen, ein Erfolgserlebnis herbeizuführen. Ständige Frustrationen führen nur zum Aufgeben und erhöhen die Wahrscheinlichkeit von Frustessen. Zum Schluss sei noch einmal daran erinnert, dass elterliche Versprechungen, die nicht eingehalten werden, ebenfalls zu Frust führen. Wenn Sie im Vertrag z.B. vereinbaren, dass Ihr Kind eine halbe Stunde länger aufbleiben darf, dann müssen Sie das auch einhalten.

Wenn keine Motivation bei Ihrem Kind vorliegt, haben alle Ratschläge und Übungen, an denen die Kinder beteiligt sind, zurzeit keinen Sinn. Trotzdem hilft Ihre Unterstützung. Sollten auch Sie als Eltern resignieren und keine Anstrengungen mehr unternehmen, das Übergewicht Ihres Kindes zu vermindern, wird das Übergewicht noch schneller zunehmen. Bei einem späteren Sinneswandel Ihres Kindes ist das Ausmaß des Übergewichts dann so groß, dass eine Reduktion kaum mehr möglich erscheint und viel schwieriger ist.

Praxistipp

Vielleicht können Sie die Motivation Ihres Kindes steigern, wenn Sie mit Ihrem Kind Bilanz ziehen, wofür es sich lohnt, abzunehmen. Da medizinische Folgeerkrankungen für die Kinder aktuell nicht spürbar sind, können Sie diese nicht zur Motivationssteigerung einsetzen! Sie würden nur eine Drohkulisse für Ihr Kind aufbauen. Und Angst kann lähmen, zu Vermeidung führen, sogar das Selbstbewusstsein und die eigene Willensstärke schmälern! Dabei braucht Ihr Kind unbedingt Selbstbewusstsein und Willensstärke.

Gut zu wissen

Eine genaue Vorstellung zu haben, welches Ziel man erreichen möchte, ist motivierender, als zu wissen, was man vermeiden möchte.

Anschauliche Gründe zum Abnehmen sind für Kinder zum Beispiel, andere Kleidergrößen zu tragen, besser auszusehen und weniger gehänselt zu werden, eine bessere Beweglichkeit und Fitness und nicht die Vorbeugung von medizinischen Folgeerkrankungen des Übergewichts.

Eltern als Kontrolleure

Egal, ob nun Ihr Kind erst 6 Jahre alt ist oder schon 15: Als Eltern sind Sie immer auch jemand, der kontrolliert. Das ist Ihre Aufgabe und auch gut so. Sie müssen Ihr Kind „im Blick haben", manchmal mehr, manchmal weniger. Ein gewisses hierarchisches Verhältnis ist für die gesunde Entwicklung Ihres Kindes notwendig. Bei einer angestrebten Übergewichtsreduktion kann das aber zu gewissen Schwierigkeiten führen: Möglicherweise kann Ihr Kind Ihre Hilfe von einer Bevormundung nicht trennen. Eventuell regen Sie sich auch über das Essverhalten Ihres Kindes auf und lassen Ihrem Frust freien Lauf.

Generell ist es schwieriger, wenn eine, beide oder alle Seiten gerade gereizt oder frustriert sind. Dann können selbst kleinste Hinweise wie „Überleg mal ob ..." das Fass zum Überlaufen bringen. Es ist völlig normal, dass es zu solchen Situationen kommt. Gehen Sie möglichst gelassen mit solchen Situationen um. Bleiben Sie freundlich, verweisen Sie auf die Abmachungen und fragen ruhig nach, ob Sie selbst etwas besser machen können. Halten Sie sich aber unnachgiebig an die besprochenen Vereinbarungen (siehe „Konsequenz und Beharrlichkeit" auf Seite 90 f.).

Praxistipp

In Gesprächen mit Ihrem Kind bezüglich seines Ess- und Bewegungsverhaltens sollten Sie folgende Grundregeln beherzigen:

- Vermeiden Sie Verallgemeinerungen („Du isst *immer* heimlich"), sprechen Sie stattdessen konkrete Situationen an.
- Normalerweise ist Schweigen besser als Predigen.
- Gespräche über Verhaltensänderungen machen in akuten Krisensituationen, und wenn sich eine der Beteiligten gerade sehr aufregt, keinen Sinn.
- Verweisen Sie gegebenenfalls auf den Vertrag (siehe Seite 88ff.).

Schlanke Geschwister

Es gibt keinen Grund, schlanke Geschwisterkinder anders zu behandeln als das Kind mit Übergewicht. Die in diesem Ratgeber vorgestellte „Optimierte Mischkost" OptimiX ist keine Diät, sondern eine gesunde Ernährung für die ganze Familie. Verzehren normalgewichtige Kinder diese Kost, so nehmen sie *nicht* ab, sondern tun ihrer Gesundheit etwas Gutes (z.B. weniger Karies, bessere Versorgung mit Spurenelementen und Vitaminen). Die Optimierte Mischkost ist die in Deutschland empfohlene Ernährung für alle Kinder! Also sparen Sie sich die Mühe, für schlanke Kinder anders zu kochen.

Kochen Sie für Ihr Kind mit Übergewicht extra oder gelten für dieses Kind besondere (Ess-)Verhaltensegeln, so machen Sie Ihr Kind zum Außenseiter in der eigenen Familie! Und es ist doch möglicherweise schon in vielen anderen Situationen außerhalb der Familie ein Außenseiter. Das wird seinem Selbstbewusstsein nicht guttun und auf keinen Fall Unterstützung und Wohlwollen bei Ihrem Kind bezüglich neuer Regeln auslösen!

Besonders kritisch wird die Angelegenheit dann, wenn normalgewichtige Geschwister die Situation ausnutzen und voller Geschwisterrivalität und mit offener Schadenfreude demonstrieren, dass sie sich ohne negative Folgen eine zweite Portion Pommes frites oder den Schokoladenpudding als Nachtisch leisten können. Oder umgekehrt, die schlanken Kinder weisen darauf hin, dass sie nicht mehr das essen können, was sie möchten wegen dem bzw. der „Dicken". In diesem Fall ist Ihr erzieherisches Geschick aufs Höchste gefordert!

Praxistipp

Vereinbaren Sie Tischregeln, die vertraglich schriftlich festgelegt werden. Solche Regeln sollten im Rahmen einer „Familienkonferenz" gemeinsam erarbeitet und dann von allen Beteiligten gemeinsam unterschrieben werden. Das Regelwerk sollte kurz, knapp, übersichtlich und für alle verständlich abgefasst sein, notfalls mit Hilfe von kleinen Abbildungen. Die so niedergelegten Regeln sollten dann für alle sichtbar in der Küche bzw. dem Esszimmer ausgehängt werden. Ein Beispiel für so ein Regelwerk ist:

1. Wir unterstützen gemeinsam Leo bei seinem Bemühen um sein Gewicht.
2. Wir lassen Leo in Ruhe essen.
3. Wir bewerten nur unser eigenes Essverhalten.
4. Eine gesunde Ernährung ist für uns alle von Vorteil.
5. Wir erleben die gemeinsame Mahlzeit als besonderes, soziales Ereignis im familiären Tagesablauf.

Auf diese oder ähnliche Weise können Regeln für das Essverhalten in Ihrer Familie gemeinsam erarbeitet und festgelegt werden. So können Sie jederzeit auf das gemeinsam erarbeitete Regelwerk aufmerksam machen und bei Bedarf die Einhaltung anmahnen. Sollte es sich zeigen, dass einige Familienmitglieder die Regeln bewusst häufig verletzen oder gar boykottieren, müssen – wieder im Rahmen einer Familienkonferenz – Absprachen getroffen werden, welche Konsequenzen auf Regelbrüche hier zu erfolgen haben. Zum Beispiel kann die Einzahlung eines kleinen Geldbetrages in eine gemeinsame Kasse oder der sofortige Ausschluss der „Meckerin" vom gemeinsamen Essen für die Dauer der jeweiligen Mahlzeit vereinbart werden. Natürlich können Sie die Regeln bei Bedarf und in gemeinschaftlicher Abstimmung auch wieder ändern, wenn sich die Notwendigkeit hierfür ergibt oder sich im Verlauf einige Regeln erübrigt haben. Auf der anderen Seite kann auch ein Belohnungssystem für schlanke Geschwister installiert werden, die gemeinsam mit der gesamten Familie bestimmte Gewohnheiten verändern – oder auch bezogen auf Hänseleien, Kommentare und ihre Einstellung gegenüber den Familienmitgliedern mit Übergewicht.

„Die Geschwister-Regel"

Außerhalb von zu Hause wird es allerdings sehr schwer, diese Regeln umzusetzen. Falls Ihre Bemühungen bezüglich einer gemeinsamen Unterstützung fehlschlagen oder offen von anderen Geschwistern boykottiert werden, hat sich eine andere Maßnahme als sehr hilfreich erwiesen:

Wenn Sie außerhalb von zu Hause mit Ihrer Familie und Ihren Kindern z. B. ein Eis kaufen, dann erhält Leo genau das Geld, das es kosten würde, wenn er eine seinem Alter angemessene Portion von Ihnen bekommen würde. Dann kann er selbst entscheiden, ob er das ganze Geld tatsächlich für ein Eis ausgeben möchte, oder nur die Hälfte oder ob er es ganz sparen möchte. Die Umsetzung dieser Regel führt regelmäßig dazu, dass die Kinder sich besser kontrollieren lernen und ganz nebenbei auch üben, mit Geld umgehen zu können. Wichtig bei dieser Regel ist, dass das Vorgehen z. B. im Rahmen einer Familienkonferenz im Vorfeld besprochen wird. Falls sich dagegen Widerstand von dem schlanken Geschwisterkind regt, dann ist die Alternative, dass auch die schlanken Geschwister sich an die Regeln halten müssen, die für das übergewichtige Geschwisterkind auch gelten. Falls sich die schlanken Geschwisterkinder aufgrund der Umsetzung finanziell benachteiligt fühlen sollten (was sie ja de facto nicht sind!), so ist es gut denkbar, dieselbe Regel auch auf die anderen Kinder auszuweiten.

Boykottierende Verwandte und Partner

Ihre Partnerin, alle Verwandte und Freunde, die regelmäßig Kontakt zu Ihrem Kind haben, machen bei Ihrer Ernährungs- und Verhaltensumstellung mit? Sie unterstützen Sie sogar? Prima! Überspringen Sie einfach den folgenden Abschnitt.

Leider ist dies aber nur selten der Fall. Besonders den Großeltern fällt es teilweise schwer, zu begreifen, dass Übergewicht für ein Kind heutzutage ein ernst zu nehmender Risikofaktor ist und kein eindeutiges Zeichen von Lebensfreude, Unbeschwertheit oder gar eine „Lebensversicherung für schlechte Zeiten". Zur Großelternrolle gehört, die Enkelkinder zu verwöhnen und mit einem gelassenen Blick die schönen Seiten des Lebens gemeinsam zu genießen. Dazu kommt, dass die Einstellungen und Gewohnheiten im Bereich Ernährung und Essverhalten in verschiedenen Generationen weit auseinanderfallen können. Manche Großeltern sind schnell gekränkt, wenn ihre Lebenserfahrung vermeintlich abgetan wird und ihr Wunsch, „das Beste fürs Kind" zu wollen, als ungewünschte Einmischung oder gar schädliche Einflussnahme verstanden wird. Im Umgang mit den Großeltern ist deshalb besonderes Fingerspitzengefühl gefragt, wenn Sie versuchen, diese als Unterstützer beim Abnehmen zu gewinnen.

Praxistipp

Machen Sie den Großeltern keine Vorwürfe (dies führt nur zu Trotz), sondern besprechen Sie z. B. gemeinsam mit den Großeltern folgende Frage: „Wie könnt ihr als Oma oder Opa dazu beitragen, dass ihr eurem kleinen Liebling helft, sich richtig zu ernähren und gesund und glücklich aufzuwachsen?" Die nun getroffenen Vereinbarungen, Regeln und Absprachen sollten Sie möglichst schriftlich festhalten.

Die angestrebte Veränderung von Ernährungsverhalten und -gewohnheiten für ein (Enkel-)Kind sollte schon in der Planungsphase gegenüber den Großeltern angekündigt und mit ihnen besprochen werden. Die Großeltern sind ja vermutlich generell gerne bereit, Ihrem Kind Hilfe und Unterstützung zu geben, wenn Sie sich gesehen und ernst genommen fühlen.

Schlimm wäre es, wenn schlecht oder gar nicht informierte Angehörige Ihre Bemühungen als unsinnig und sogar schädlich bewerten und dies gegenüber Ihrem Kind auch so äußern. Es könnte dazu kommen, dass diese dem Kind etwas „Gutes tun wollen" und durch die Verwandten der Wunsch des Kindes nach „unerlaubten" Lebensmitteln erfüllt wird. Wenn dies dann auch noch unter dem Siegel der Verschwiegenheit und dem Deckmantel eines Geheimnisses geschieht („Sag bloß der Mama nicht, dass du hier Schokolade bekommen hast!"), gerät Ihr Kind in einen schweren Beziehungskonflikt (Loyalitätskonflikt). Es wird in seiner Zuwendung zwischen den Eltern, boykottierenden Verwandten und eigener Überzeugung hin- und hergerissen und gerät dadurch unter Umständen in ein kaum lösbares Dilemma.

Gut zu wissen

Wenn Ihr Kind heimlich Lebensmittel von Verwandten erhält, kommt Ihr Kind in einen starken Loyalitätskonflikt, den es alleine nicht lösen kann. Nehmen Sie sich die Zeit und Muße und erläutern Sie den beteiligten Erwachsenen in Ruhe, dass deren Verhalten, so gut es gemeint sein möge, die mit der Gewichtsproblematik oft ohnehin vorhandenen seelischen Nöte des Kindes noch verstärkt!

Getrennt oder geschieden lebende Elternteile zeigen manchmal ein konkurrierendes Verhalten um die Gunst des Kindes. Die getrennt lebenden Eltern wollen sich ihrem Kind als der jeweils bessere Elternteil präsentieren. In manchen Fällen dient das Kind dabei auch als Mittel zum Zweck, eigene ungelöste Probleme der gescheiterten Partnerschaft der Erwachsenen zu einem gesundheitlichen Problem des Kindes zu definieren. Dem jeweils anderen Ex-Ehepartner soll dann demonstriert werden, dass er für die Erziehung des Kindes ungeeignet ist. Es versteht sich von selbst, dass ein Kind unter solchen Bedingungen kaum erfolgreich sein Gewicht reduzieren kann. Hier müssen zunächst die ungeklärten Beziehungsfragen auf der Paarebene gelöst werden. Anderenfalls besteht die Gefahr, dass sich beim Kind noch zusätzliche, seelische Probleme entwickeln. In diesem Fall sollten Sie die Hilfe eines Kinder- und Jugendlichenpsychotherapeuten in Anspruch nehmen, um Ihrem Kind zu helfen.

Umgang mit eigenen Grenzen

Seien Sie ehrlich zu sich, wenn Sie bemerken, dass es im Moment Ihre Grenzen übersteigt, sich vollumfänglich auf das Thema Abnehmen zu fokussieren. Wenn Sie bemerken, dass Sie im Moment keine Kraft haben, *eigene* Gewohnheiten bzgl. Ernährung, Essverhalten und Bewegungsverhalten zu verändern, schaden Sie erfahrungsgemäß Ihrem Kind mehr, als dass Sie helfen, wenn Sie dies nun genau von ihm verlangen. Eine Ausnahme sind evtl. ältere Kinder oder Jugendliche, die *von sich aus* motiviert sind, ihre Gewohnheiten zu verändern, und die Sie in diesem Fall wohlwollend unterstützen können, indem Sie sie in diesem Vorhaben konsequent bestärken und praktisch unterstützen (z.B. mit einem veränderten Einkauf, Anmeldung zu einem Sportangebot). Bei jüngeren Kindern und wenn hauptsächlich Sie wollen, dass Ihr Kind abnimmt, ist das nichts, was man vom Kind „verlangen“ kann.

Ihre Verantwortung wäre in einer solchen Situation, gut zu schauen, was *im Moment* im Rahmen der Möglichkeiten, bestmöglich, machbar ist, z.B. im Blick zu haben, dass das Gewicht Ihres Kindes weniger stark ansteigt, dass es sich nicht immer ungesünder ernährt, noch größere Mengen isst, sich noch weniger bewegt. Suchen Sie alle Unterstützung für sich, die es gibt, um wieder über mehr Kraft und Ressourcen zu verfügen. Sprechen Sie z.B. mit Ihren Angehörigen, Freunden, Ärztinnen, suchen Sie eine Beratungsstelle auf. Entscheiden Sie, was im Moment für Sie und für Ihr Kind oberste Priorität hat (z.B. sich nach einer Trennung an eine veränderte Lebenssituation zu gewöhnen oder nach einer schweren Lebensphase wieder eine zugewandte, liebevolle Beziehung aufzubauen).

Wenn Sie bemerken, dass Ihnen einzelne Bereiche besonders schwerfallen (was zu erwarten ist und unserem Stand nach bei jedem und jeder zutrifft ☺), gehen Sie offen und authentisch damit um: So kann es z. B. sein, dass Sie sich insgesamt ausgewogen ernähren, es Ihnen aber schwerfällt, sich im Alltag mehr zu bewegen (obwohl Sie das eigentlich echt wollen!). Oder Sie machen regelmäßig Sport, ernähren sich zu den Mahlzeiten gesund, greifen aber immer wieder bei Stress zu größeren Mengen Süßigkeiten. Vielleicht fällt es Ihnen schwer, zu frühstücken oder regelmäßig eine Mahlzeit einzunehmen? Sie müssen nicht perfekt sein oder Ihrem Kind den Eindruck vermitteln, dass bei Ihnen alles perfekt klappt! Vielleicht können Sie stattdessen offen und bewertungsfrei in der Familienrunde (und zwar ganz unabhängig davon, ob alle Übergewicht haben) sich darüber austauschen, wem welche Bereiche (aus Ernährung, Essverhalten, Bewegung) besonders leichtfallen und wem welche Bereiche schwerer fallen. Letztendlich helfen Sie damit Ihrem Kind, da es so merkt, dass nicht nur bei ihm manches noch nicht so gut oder nicht so schnell klappt. Sie können sich gegenseitig beraten, was bei diesen individuell „großen Herausforderungen" helfen könnte, z. B. schrittweise kleinste Kleinigkeiten zu verändern. Oder Sie stellen fest, dass das einfach dazugehört und es wirklich nicht darum geht, in *allem* perfekt sein zu müssen, solange man es schafft, in anderen wichtigen Bereichen etwas zu verändern.

4 Wissenswertes zur Bewegung

Neben der Energiezufuhr (= Essen und Trinken) wird unser Körpergewicht maßgeblich durch den Energieverbrauch (= Bewegung) bestimmt. Für den Anstieg des Übergewichts bei Kindern in den letzten Jahrzehnten sind auch die deutlichen Veränderungen von Umgebungsfaktoren verantwortlich, die Bewegung für Kinder immer mehr erschweren. Fehlende Bewegungs- und Spielbereiche schränken das Bewegungsverhalten unserer Kinder ein. Zudem genießt das „freie Spiel im Freien" nicht mehr den hohen Stellenwert wie noch vor wenigen Generationen. Die vielfältigen Möglichkeiten der motorisierten Fortbewegung (Auto, Bus, E-Bike, E-Scooter) und die zunehmende Nutzung von Bildschirmmedien haben in den letzten Jahren zu einem deutlichen Rückgang der täglichen körperlichen Aktivität auch bei unseren Kindern geführt.

Auch die immer stärker werdenden schulischen Anforderungen dürfen nicht unterschätzt werden. Schon viele Grundschulkinder sitzen nachmittags stundenlang an ihren Hausaufgaben, gilt es doch, möglichst gute Noten zu erreichen. Diese Anforderungen belasten nicht nur die Seele, sondern setzen viele Kinder unter Stress.

Beispiel

Luis ist in der sechsten Klasse auf dem Gymnasium. Er kommt mit dem Bus erst spät von der Schule nach Hause und muss bis in den Nachmittag hinein seine Hausaufgaben erledigen. Zusätzlich bekommt er dreimal in der Woche Nachhilfe, damit er allen Anforderungen gerecht wird. Für seine Hobbys bleibt dadurch wenig Zeit. Da sind Spiele und Videos am Computer und Handy die einfachste Möglichkeit, sich ein wenig abzulenken.

Gut zu wissen

Gerade bei hohem schulischem Stress ist der Ausgleich durch regelmäßige Bewegung, am besten im Freien, besonders wichtig.

Körperliche Aktivität führt nicht nur zu einem vermehrten Energieverbrauch und fördert Kraft, Schnelligkeit und Koordination, sondern führt vor allem auch zum Stress- und Aggressionsabbau. Zudem fällt das Lernen leichter, wenn immer wieder aktive Bewegungspausen eingelegt werden.

Gut zu wissen

Mehr körperliche Aktivität führt auch schon ohne Gewichtsabnahme zu einer Verbesserung der Folgeerkrankungen des Übergewichts.

Jede zusätzliche Aktivität verbraucht Energie. Durch die steigende Muskelmasse bei vermehrter Aktivität wird der Stoffwechsel angeregt und damit die Gewichtsabnahme erleichtert. Der Basisenergieverbrauch (sogenannter Grundumsatz) hängt ganz entscheidend von der Muskelmasse ab. Wenn also die Muskeln vermehrt werden, steigt der Grundumsatz, was das Abnehmen nachhaltig unterstützt.

Das Ausmaß der körperlichen Bewegung hängt von drei Bereichen ab:
- der aktiven sportlichen Bewegung,
- der Bewegung im Alltag (z. B. Gestaltung des Schulwegs) und
- dem Anteil sitzender Tätigkeiten in der Freizeit

Der größte Anteil unseres Energieverbrauchs durch körperliche Aktivität wird durch die Bewegung im Alltag erzielt. Die Effekte des Sports im engeren Sinne sind dagegen hinsichtlich des Einflusses auf unser Körpergewicht nur geringfügig, da hierbei weniger die Fettreserven unseres Körpers verbraucht werden, sondern vor allem die kurzfristig verfügbaren Energiespeicher in der Leber (Glykogen), die aber kaum zu unserem Körpergewicht beitragen. Zudem muss der Bewegungsaufwand beim Sport sehr hoch sein, um einen Gewichtseffekt zu erzielen.

Beispiel

Um den Kaloriengehalt einer Banane (≈ 110 kcal) „abzutrainieren,“ sind 25 Minuten Brustschwimmen bei einem 50 kg schweren Menschen erforderlich. Dagegen führt alleine tägliches Treppensteigen statt Fahrstuhlbenutzung zu einer Gewichtsreduktion von 3 kg in einem Jahr.

Gut zu wissen

Für eine Gewichtsreduktion ist es entscheidend, die Bewegung im Alltag zu steigern! Jede Wegstrecke, die nicht mit dem Auto oder Bus, sondern zu Fuß oder mit dem Fahrrad zurückgelegt wird, kann dabei helfen, Übergewicht zu reduzieren. Eine Steigerung der Bewegung im Alltag erzielen Sie bei Ihrem Kind vor allem mit einer Reduktion der sitzenden Tätigkeiten.

Bildschirmmedien als „Bewegungskiller“

Studien belegen eindeutig einen klaren Zusammenhang zwischen der Dauer des täglichen Medienkonsums (Smartphones, Fernsehen, Streamingdienste, YouTube, PC-/Konsolenspiele, Social Media) und dem Grad des Übergewichts bei Kindern (siehe z. B. Hebestreit & Sina, 2024). Dabei ist der Medienkonsum in mehrfacher Hinsicht ungesund. Zum einen geht die Zeit am Bildschirmgerät den Kindern ab für aktive, eigene Bewegungserfahrungen. Sie werden zu „Couch-Potatoes“. Außerdem können einige Medieninhalte zudem Appetit fördern (z. B. Lebensmittelwerbung, Social Media Posts zum Thema Essen, Kochsendungen, ...). Zusätzlich lenkt die Mediennutzung davon ab, das Sättigungsgefühl wahrzunehmen, sodass Kinder sich leicht unbemerkt „überessen“ können, wenn sie nebenher snacken.

Gut zu wissen

Übermäßiger Medienkonsum ist eine der bedeutendsten Ursachen von Übergewicht bei Kindern und Jugendlichen! Informationen, wie viel Bildschirmzeit für welche Altersgruppe angemessen ist, und Tipps, wie Eltern ihren Kindern einen guten Umgang mit Medien vermitteln können, finden sich unter: www.schau-hin.info (eine Initiative des Bundesfamilienministeriums).

Sich mehr zu bewegen, klingt erst einmal einfach. Aber wie können Sie Ihr Kind konkret dazu bringen, sich mehr zu bewegen? Dabei sollte Sie die Überlegung leiten, für welche Bewegungsangebote Ihr Kind zu begeistern ist.

4.1 Soll mein Kind in einen Sportverein?

Sport ist gesund und sollte regelmäßig von Kindern betrieben werden. Eine behutsame Bewegungserziehung ist für Kinder und Jugendliche mit Übergewicht sehr bedeutsam. Aber denken Sie auch daran, welche oft leidvollen Erfahrungen viele Kindern mit Übergewicht z. B. schon beim Schulsport machen. Soll sich dieses Leiden in einem Sportverein fortsetzen? Die traditionelle Sportpädagogik ist überwiegend leistungsorientiert und basiert auf Vormachen, Nachmachen und Korrektur. Die sportlichen Leistungen werden im schulischen Rahmen zudem mit Noten bewertet. Dies kann besonders bei Kindern mit Übergewicht zu Überforderungssituationen und zu frustrierenden Misserfolgserlebnissen führen mit der Folge eines tiefsitzenden Misstrauens in die eigene Fähigkeit zur Körperbeherrschung. Die gegebenenfalls so entstandene Bewegungshemmung und -vermeidung hat häufig eine gleichzeitige Reduzierung des Selbstbewusstseins zur Folge.

Beispiel

Der 10-jährige Leon ist übergewichtig. Auf gutes Zureden seiner Eltern war er bereit, in einen Fußballverein einzutreten. Da er mit den trainierten anderen Jungen nicht mithalten kann, der Trainer aber mit seiner Mannschaft unbedingt aufsteigen möchte, gehört er nicht zu den Stammspielern. Auch bei Turnieren wird er so gut wie nie eingesetzt.

Gut zu wissen

Man kann nicht pauschal sagen, dass alle Kinder mit Übergewicht zwangsläufig „schlecht" im Sport sind. Es gibt durchaus Kinder mit Übergewicht, die gut im Sport sind und die von einer aktiven Teilnahme im Sportverein sehr profitieren und dort gut mithalten können. Aber: Sportvereine sind leider für Kinder mit Übergewicht häufig ein Ort, an dem sie weitere Frustrationen erleben und in eine Außenseiterposition geraten. Dies verfestigt nicht nur ein geringes Selbstbewusstsein, sondern verstärkt auch das Misstrauen gegenüber dem eigenen Körper.

Sport in speziellen Gruppen

Als Baustein in der Behandlung des kindlichen Übergewichts ist Bewegung trotz der beschriebenen Herausforderungen unverzichtbar. Eine speziell auf die Bedürfnisse von Kindern und Jugendlichen mit Übergewicht ausgerichtete Bewegungstherapie hat außer einem gesteigerten Energieverbrauch viele weitere Vorteile. Neben dem Aufbau eines motivationsfördernden Gruppengefühls kann das Selbstbewusstsein der Kinder gestärkt und ein neues Körpergefühl vermittelt werden.

Ideal sind besondere Sportgruppen für Kinder und Jugendliche mit Übergewicht, da die Kinder dort ohne Leistungsdruck positive Körpererfahrungen unter „Leidensgenossen" sammeln können. In solchen Adipositassportgruppen stellt man immer wieder fest, dass Kinder und Jugendliche mit Übergewicht sich nicht wesentlich in ihrem sportlichen Verhalten von Kindern und Jugendlichen mit Normalgewicht unterscheiden. In einer homogenen Gruppe zeigen Kinder mit Übergewicht Begeisterung und Kreativität bei Bewegungsspielen. Als wesentlicher Aspekt steht der Spielgedanke im Vordergrund. Zudem können Spielsituationen angeboten werden, bei denen ein höheres Gewicht von Vorteil sein kann, wie beispielsweise beim Tauziehen oder bei Ringkämpfen. Dadurch kann es gerade auch für die Kinder und Jugendlichen mit Übergewicht zu Erfolgserlebnissen kommen.

Leider gibt es nur sehr wenige sportliche Angebote, die auf die beschriebene Art und Weise für Kinder und Jugendliche mit Übergewicht angeboten werden. Mit solchen speziellen Programmen können Erfolgserlebnisse, verbunden mit einer Steigerung des Selbstwertgefühls, erreicht werden. Fragen Sie bei Ihrem Kinderarzt und beim Stadtsportbund nach, wo in Ihrer Nähe Sportangebote für Kinder und Jugendliche mit Übergewicht zu finden sind.

Woran können Sie erkennen, ob ein (allgemeines/nicht spezielles) Bewegungsangebot für Kinder mit Übergewicht geeignet ist? Wünschenswerte Zielsetzungen sollten sowohl die Motorik betreffen (z.B. neue Körpererfahrungen, Verbesserung koordinativer Fähigkeiten, Ausdauer) als auch den emotionalen Bereich (z.B. Verbesserung des Körperbewusstseins, positives Selbstwertgefühl, Eigeninitiative). Am wichtigsten und grundlegendsten ist jedoch, dass Spaß und Freude an Bewegung statt Leistungsorientierung im Mittelpunkt stehen. Fragen Sie gezielt danach!

Praxistipp

Als Hilfestellung zur Einschätzung der sportlichen Fähigkeiten Ihres Kindes stellen Sie sich bitte folgende Fragen:

- Ist mein Kind nur gering übergewichtig?
- Ist mein Kind aufgrund seines Übergewichtes in seinen Bewegungsmöglichkeiten nicht eingeschränkt?
- Könnte mein Kind sich aufgrund seiner motorischen Fertigkeiten in einer Gruppe von Kindern mit Normalgewicht behaupten, ohne mit Ausgrenzung und Hänseleien rechnen zu müssen?
- Hat mein Kind ein gutes Verhältnis zum (Schul-)Sport und zur Bewegung?

Wenn Sie die meisten dieser Fragen mit „Ja“ beantwortet haben, kommt auch ein herkömmlicher Sportverein für Ihr Kind infrage. Klären Sie aber auch in diesem Fall unbedingt im Vorfeld mit den Verantwortlichen/Trainerinnen ab, ob die Angebote für Kinder mit Übergewicht geeignet sind. So ersparen Sie Ihrem Kind erneute Frustrationserlebnisse. Und Ihr Kind muss selbst herausfinden und äußern, bei welchen Bewegungsangeboten es Spaß und Freude entwickeln kann. Manchmal lohnt es sich auch, gezielt bei „Nischensportarten“ zu suchen, die vielleicht weniger überlaufen sind als aktuelle Trendsportarten.

4.2 Soll mein Kind alleine Sport treiben?

Ein zur Gewichtsreduktion „ideales“ Sportprogramm würde vor allem aus einem Ausdauertraining bestehen wie Walken, Schwimmen oder Radfahren, eventuell kombiniert mit einem Krafttraining des Muskel- und Halteapparats. Gerade Schwimmen und Radfahren eignen sich zur Gelenkschonung bei Übergewicht.

Ausdauertraining wie Walken, Schwimmen oder Radfahren kann auch gut alleine durchgeführt werden. Für Jugendliche bietet sich der Besuch in qualifizierten Fitness-Studios an. Aufgrund der Vielzahl an unterschiedlichen Möglichkeiten von gezieltem Ausdauer- und Muskelaufbautraining sowie einer professionellen Betreuung kann zudem hier dem Bedürfnis der Jugendlichen nach Spaß und Selbstbestimmung gut nachgekommen werden.

Gut zu wissen

Kinder machen nur das dauerhaft, was ihnen Spaß macht. Die gleichförmige kontinuierliche Belastung eines Ausdauertrainings ist für Kinder sehr unattraktiv. Als „Einzelkämpfer“ besteht zusätzlich schnell die Gefahr des Motivationsverlustes und damit eines Abbruchs der sportlichen Tätigkeit. Kinder lieben Mannschaftssportarten auch durch die dadurch entstehenden sozialen Kontakte. Ihr Kind zu mehr Bewegung aufzufordern, indem es alleine Fahrrad fahren, spazieren gehen oder joggen soll, wird in der Regel nicht zum Erfolg führen.

Sport treiben, Fahrradfahren usw. folgen zunächst kaum einem inneren Ansporn. Die Lust an der Bewegung kommt erst mit der Zeit. Untersuchungen zeigen, dass die persönliche Lustbilanz bei Menschen, die beschlossen haben, dreimal in der Woche ein Bewegungstraining zu absolvieren, bis zu zehn Wochen negativ bleibt! Das heißt im Klartext, von Spaß an der Bewegung kann zunächst keine Rede sein. Das ist schlichtweg Pflichterfüllung. Bei einer Fahrradtour schmerzt der Hintern auf dem Sattel, und beim Joggen schmerzen die Gelenke. Daher wird Ihr Kind kaum Spaß daran finden, vermehrt Fahrrad zu fahren oder zu joggen. Bei all den beschriebenen Schwierigkeiten stellt sich die Frage: Wie können Sie nun Ihr Kind mehr in Bewegung bringen?

Gemeinsam ist Trumpf

Wie schon im Kapitel 3: „Wissenswertes zum Essverhalten“ (siehe Seite 72ff.) ausführlich besprochen, lernen Kinder vor allem am Vorbild! Wenn Ihr Kind sich mehr bewegen soll, bedeutet dies, dass auch Sie als Eltern sich mehr bewegen sollten, auch wenn Sie vielleicht selbst nicht direkt von Übergewicht betroffen sind. Gemeinsam Sport treiben oder sich bewegen macht viel mehr Spaß als alleine! Vielleicht können Sie Ihr Kind zu einer Sportart motivieren, in der Sie selbst aktiv sind oder die Sie in früheren Zeiten einmal betrieben haben. Diese Vorbildfunktion kann Ihrem Kind dabei helfen, eine eigene sportliche Identität zu entwickeln, indem es seine selbst gemachten Erfahrungen mit Ihren eigenen austauscht. Für jüngere Kinder bieten sich die vielerorts angebotenen Eltern-Kind-Turnstunden an. Bei älteren Kindern ist häufig viel gewonnen, wenn eine Freundin gemeinsam Sport mit Ihrem Kind machen möchte oder vielleicht sogar mit in einen Sportverein eintritt.

Gemeinsamkeit macht stark und sorgt für gute Stimmung. Wem z.B. „nur“ Spazierengehen zu langweilig ist, dem bieten sich vielerlei Alternativen an. Orientieren sollten Sie sich immer an den Fragen, was Ihrem Kind Spaß macht und auch, was Sie selber gerne machen! Denn auch Ihnen wird es viel leichter fallen, längerfristig und beharrlich „dran“ zu bleiben, wenn es Ihnen Spaß macht. Wie wäre es mal wieder mit einem Ausflug in einen Freizeitpark, einer Geocachingtour oder einem Waldspaziergang mit Stöckesammeln im nächsten Naherholungsgebiet? Gönnen Sie sich und Ihrem Kind so oft wie möglich die Gelegenheit, sich in der freien Natur zu bewegen. An Wochenenden können gemeinsame Unternehmungen innerhalb der Familie zu einer festen Größe werden. Spielen Sie mal wieder Fangen oder balancieren Sie mit Ihrem Kind um die Wette über Baumstämme. Diese Art spaßorientierter Bewegung hilft Ihrem Kind, alte träge Bewegungsmuster leichter abzulegen. Und wenn Ihnen tatsächlich keine Spiele aus Ihrer eigenen Kindheit einfallen sollten, haben wir in Tabelle 9 (siehe Seite 145ff.) einige Bewegungsspiele zusammengestellt. Eine Empfehlung wäre auch, solche Aktionen und Aktivitäten bei den Kindern eher unter der Überschrift „etwas Schönes, was Spaß macht" anzukündigen oder diese spontan und möglichst selbstverständlich in den Alltag „einzubauen", als sie unter der Überschrift „Bewegung/Sport" einzuführen. Manchmal verhindert nämlich die bloße Ankündigung von etwas („Sport/Bewegung"), das bisher als eher unangenehm erlebt wurde, im Rahmen einer selbsterfüllenden Prophezeiung, dass die Aktion toll sein kann. Deshalb lohnt es sich, zu überlegen, wie man möglichst eng angeknüpft an die Interessen und Lebenswelten der Kinder Bewegung etablieren kann. Hier lassen sich – gerade bei älteren Kindern und Jugendlichen – u.U. auch Medien integrieren: Über Schrittzählerchallenges, Geocachingtouren, das Aufsuchen bestimmter Foto-/Instagram-Hotspots etc.

Praxistipp

Machen Sie es sich zur guten Gewohnheit, regelmäßig, z.B. einmal pro Woche/immer sonntags, gemeinsam mit Ihrem Kind aktiv zu sein. Wichtig wie bei allen Verhaltensänderungen ist (siehe „SMARTe Ziele" auf Seite 92f.), dass Sie sich nicht zu viel vornehmen, aber anderseits konsequent und beharrlich Ihre Ideen umsetzen. Und denken Sie daran: Schlechtes Wetter gibt es nicht, nur unpassende Kleidung! ☺

4.3 Wie kann man sich im Alltag mehr bewegen?

Auch in unserer eher bewegungsfeindlichen Umwelt bieten sich noch viele Gelegenheiten, die alltägliche Bewegung Ihres Kindes zu fördern. Lassen Sie Ihr Kind wieder Wege zu Fuß bewältigen oder altersgerecht mit dem Fahrrad. Viele Kinder werden morgens nur deshalb zur Schule gefahren, weil es die zeitliche Planung so vorsieht. Auch kleinere Einkäufe können je nach Alter problemlos von Ihrem Kind übernommen werden. Wenn dies nicht möglich ist, nehmen Sie Ihr Kind mit und verzichten Sie möglichst auf Autofahrten. Wenn auch das nicht geht, parken Sie nicht direkt vor dem Supermarkt, sondern nehmen Sie bewusst Fußwege in Kauf.

Praxistipp

Lassen Sie Ihr Kind wieder zu Fuß oder mit dem Fahrrad zur Schule fahren. Dies führt zur dauerhaften effektiven Bewegungssteigerung. Die morgendliche Sauerstoffaufnahme fördert zudem das Denkvermögen der Kinder! Sollte der Schulweg dafür zu weit sein, kann Ihr Kind vielleicht ein bis zwei Busstationen vorher als üblich aussteigen bzw. ein bis zwei Busstationen später einsteigen. Falls Sie Angst haben, Ihr Kind alleine zur Schule zu schicken, gehen oder fahren Sie mit dem Fahrrad doch gemeinsam zur Schule. Seien Sie auf Regentage vorbereitet mit entsprechend geeigneter Schutzkleidung, um Ausreden begegnen zu können! Wenn Ihr Kind regelmäßig zur Schule mit dem Fahrrad fährt oder dorthin zu Fuß geht, haben Sie seine Bewegung am effektivsten gesteigert!

Eine Bewegungssteigerung im Alltag kann ggf. auch durch die Anschaffung eines Familienhundes erreicht werden. Da das Tier feste Bewegungszeiten benötigt, kann Ihr Kind die erforderlichen, regelmäßigen Spaziergänge durchführen und so auch noch Verantwortung übernehmen. Gerade junge Hunde leben ihren Bewegungsdrang geradezu vor, und ihr Toben und Herumtollen wirken in den meisten Fällen hochgradig ansteckend! Natürlich ist eine solche Entscheidung gut zu überlegen, da die Hauptverantwortung für ein Haustier letztlich immer bei Ihnen als Erwachsene liegt und Sie für sich bewerten müssen, ob Sie die zeitlichen, räumlichen und auch finanziellen Ressourcen haben.

Das Spiel „Familienaufstand“ der Plattform Ernährung Bewegung (peb) bietet einen sehr guten Einstieg, um als Familie gemeinsam auf spielerische Weise ein Bewusstsein für mehr Bewegung im jeweiligen Alltag – der erwachsenen wie der jüngeren Familienmitglieder – zu schaffen (https://www.pebonline.de/materialien/). Hier finden sich viele Anregungen dafür, weniger zu sitzen und sich mehr zu bewegen, ohne dass dies zwangsläufig mit furchtbar viel Aufwand oder Anstrengung verbunden ist.

Inaktivität verringern

Neben der Steigerung der Bewegung ist es genauso wichtig, Inaktivität zu verringern. Dies ist vor allem die Beschäftigung mit Medien. Ein Weg, den Fernseh-, Handy- und Computerkonsum einzuschränken, sind eine bewusste Mediennutzung und Medienregeln. Neben allgemeinen Orientierungswerten, die Nutzungsdauer klar festzulegen, empfiehlt es sich sehr, auch inhaltliche Regeln abzusprechen. Hier finden sich im Internet Mediennutzungsverträge für Kinder und Eltern (z. B. www.mediennutzungsvertrag.de). Es geht dabei nicht um starre Regeln, die einmal festgelegt für „immer" gelten müssen, sondern v. a. darum, sich immer wieder – natürlich auch altersentsprechend angepasst – mit dem Thema bewusst zu beschäftigen und mit den Kindern darüber im Gespräch zu bleiben. Der aus unserer Sicht schlechteste Umgang ist es, keine Regeln festzulegen, es einfach „laufen" zu lassen. Auch wir Erwachsenen kennen ja die starke Sogwirkung, die vom Smartphone oder verschiedenen Internetdiensten und Computerspielen ausgehen. Wenn wir von Kindern erwarten, dies von Anfang an selber zu regulieren, bedeutet dies eine klare Überforderung.

Gut zu wissen

So wie ein großer Vorrat an Süßigkeiten zu Hause zum häufigen Naschen verlockt, kann auch der freie Zugang zu vielen (verschiedenen) Bildschirmmedien die Medienzeiten und letztlich körperlich inaktiven Zeiten erheblich steigern. Überlegen Sie daher gut, welche und wie viele Geräte Sie Ihrem Kind schenken, welche es mitbenutzen darf und welche zunächst noch tabu sind.

Bewegung zulassen und fördern

Mit ihrem instinktiven Drang nach Bewegung sind gerade junge Kinder der Inbegriff von Bewegungsfreude. In der Bewegung drücken sie ihre Gefühle aus, und Bewegung begleitet ihre Sprache. Wo immer möglich, rennen, klettern, hüpfen sie. Lassen Sie diesen Bewegungsdrang zu und fördern Sie ihn durch eine entsprechend anregende Umwelt (z. B. Hüpfkissen im Spielzimmer, Toben an geeigneten Orten erlauben).

Schaffen Sie gute Voraussetzungen, damit sich Ihr Kind beim freien Spiel auch wohlfühlt und austoben kann. Funktionale Kleidung ist ein Muss!

In einer teuren Designerjeans, die nicht schmutzig werden darf, oder in Schuhen, in denen man nicht rennen kann, lässt sich schwerlich unbefangen spielen.

Gerade wenn Kinder ihre Freunde zu Besuch haben, steigt häufig der Aktivitätsdrang. Helfen Sie doch ggf. mit einigen Ideen für Bewegungsspiele nach. Trauen Sie sich, mitzumachen, und Sie werden feststellen, wie viel Spaß Bewegung macht! Bewegungsspiele fördern neben der Beweglichkeit auch die Koordination, die Körperwahrnehmung, die Geschicklichkeit, Konzentration, das Reaktionsvermögen, Kooperation, Kommunikation sowie Kontaktfähigkeit. Alle im Folgenden vorgestellten Spiele können ohne großen Aufwand und nur mit wenigen, kostengünstigen Materialien im Alltag umgesetzt werden. Sie eignen sich daher zur aktiven Freizeitgestaltung und auch zur Gestaltung von Festivitäten wie Kindergeburtstagen.

Praxistipp

Probieren Sie doch einmal aus, wie viel Spaß ein aktiver Kindergeburtstag mit Bewegungsspielen (vgl. Tabelle 9) Ihnen und Ihren Kindern machen kann.

Bewegungsspiele für den Alltag

Warum nicht auch als Familie mal ein paar der Spiele spielen, die die Kinder vom Schulhof kennen? Lassen Sie sich von Ihren Kindern berichten, welche Bewegungsspiele auf dem Schulhof gerade „in“ sind und was Ihre Kinder gerne mögen. Besonders geeignet sind Spiele, bei denen es nicht (nur) auf die Geschwindigkeit beim Rennen ankommt. Ein schönes Spiel für Groß und Klein, das man bspw. im Park, im Garten oder auf dem Schulhof spielen kann, ist *„Nase grün“:*

Hier gibt es einen Kommando-Geber, der jeweils ein Körperteil mit einer Farbe kombiniert. Das Kommando „Nase grün“ bedeutet dann beispielsweise, dass die Mitspieler möglichst schnell zu einem grünen Gegenstand (z. B. das Blatt eines Strauchs) laufen und diesen mit ihrer Nase berühren müssen. Der Kommando-Geber beobachtet genau, wer diese Aufgabe als letzte erfüllt hat. Diese Person gibt dann das Kommando in der neuen Runde. Zum Beispiel sagt sie nun „Knie orange“ oder „Rücken schwarz“.

In der nachfolgenden Auflistung finden Sie Bewegungsspiele, die sich gut im Alltag *mit der Familie bzw. mit wenigen Personen oder Kindern* umsetzen lassen:

- Kubb/Wikingerschach
- Boule
- Beachball
- Frisbee
- Federball
- Indiaca
- Gummitwist
- Seilchenspringen
- Tischtennis oder Basketball (im Park, auf dem Schulhof o. ä.)
- Jonglieren
- Trampolin
- Geocaching

In Tabelle 9 sind einige weitere Bewegungsspiele aufgelistet, die sich vor allem *für etwas größere Kindergruppen* eignen.

Tabelle 9: Bewegungsspiele

Blinzeln (Dauer: 15–20 Minuten)	Die Hälfte der Spieler sitzt auf Stühlen im Kreis. Ein Stuhl bleibt leer. Hinter jedem Stuhl steht eine Mitspielerin, die Hände auf dem Rücken. Der Spieler hinter dem leeren Stuhl blinzelt einer Sitzenden zu; diese versucht aufzuspringen und sich auf den leeren Stuhl zu setzen. Ihr Hintermann soll das jedoch verhindern. Gelingt dies, muss die Angeblinzelte wieder auf ihrem alten Stuhl Platz nehmen. Erreicht sie jedoch den leeren Stuhl, stellt sie sich dahinter, während sich der betreffende Hintermann auf den Stuhl setzt. Der Hintermann des leeren Stuhls setzt das Spiel mit Blinzeln fort.
Affenfangspiel (Dauer: 15 Minuten)	Die Teilnehmenden stehen nebeneinander auf einer Linie. Der „Affe“ steht mit einigen Metern Abstand vor der Gruppe. Er macht irgendwelche Bewegungen und Geräusche vor, die alle anderen nachmachen. Wenn der Affe mit seinen Händen auf den Boden klatscht, dreht sich die Gruppe schnell um und läuft in die andere Richtung, da der Affe versucht, die wegrennenden Personen zu fangen. Wer gefangen wird, wird zum neuen „Affen“.
Gefängnislauf (Dauer: 20 Minuten)	Mit Kreide wird ein großes rechteckiges Spielfeld aufgemalt. In die Mitte wird ein Quadrat gezeichnet. Das ist das Gefängnis. Dort sitzen zwei Kinder (Ganoven), die von ihrer Bande befreit werden sollen. Ein Kind (Polizistin) patrouilliert, und die anderen Kinder (Bandenmitglieder) versuchen die Gefangenen durch Antippen zu befreien. Erwischt sie die Polizistin, werden sie ebenfalls eingelocht.
Möhrenziehen (Dauer: 15 Minuten)	Ein Kind ist der Gärtner, und die anderen sind die Möhren. Die Möhren halten sich auf dem Bauch liegend an den Händen fest. Der Gärtner ergreift die Möhren an den Fußgelenken und zieht so lange, bis sich die Möhre von den anderen gelöst hat. Die entstandene Lücke kann sofort von den Möhren geschlossen werden. Gezogene Möhren werden zum Gärtner.
Schlangenfangen (Dauer: 15 Minuten)	Die Gruppe bildet zwei oder mehrere Menschenschlangen, die sich jeweils an den Hüften festhalten. Das erste Kind einer Schlange fängt jeweils die letzten Kinder der anderen Schlangen. Wurde ein Kind am Schlangenende gefangen bzw. abgeschlagen, wird es danach erster der anderen Schlange. So wachsen und schrumpfen ständig die Schlangen.

Tabelle 9: Bewegungsspiele (Fortsetzung)

Bewegungskreis (beliebige Dauer)	Alle Teilnehmenden stellen sich zu einem Kreis zusammen. Wenn die Musik ertönt, macht ein vorher bestimmtes Kind eine Bewegung vor, die die anderen für die Dauer der Musik imitieren. Dann ist das nächste Kind im Kreis „Vorturner".
Feuer – Wasser – Sturm – Luft – Erde (Dauer: 15 Minuten)	Die Kinder laufen in der Halle umher. Ein Kind ruft „Sturm", und alle Kinder müssen sich schnell irgendwo festhalten. Wer sich zuletzt festhält, ruft als nächstes den Befehl aus. Bei „Feuer" müssen alle schnell zum Fenster rennen, bei „Erde" müssen sich alle schnell auf den Boden legen, bei „Wasser" auf Zehenspitzen stellen, bei „Luft" so hoch wie möglich springen. Es können natürlich auch neue Befehle und Bewegungen „erfunden" werden.
Atomspiel (Dauer: 15 Minuten)	Alle Kinder laufen kreuz und quer durch die Halle. Ein Kind ruft laut „Atom 5", und es müssen sich je fünf Kinder zusammenfinden. Die Zahl der Atome ist variabel. Nach dem Zusammenfinden wird sich wieder kreuz und quer bewegt, bis das nächste Kind eine neue Atomzahl ruft.
Spaß-Olympiade (Dauer: 30–60 Minuten)	An Materialien benötigen Sie hierfür beispielsweise Säcke, Schnüre, hart gekochte Eier, Löffel, Wassereimer, Bettlaken, Sand, Luftballons, Seife usw. Verschiedene Stationen sind Dreibeinlauf zu zweit, Sackhüpfen, Eierlaufen, Kleiderstaffeln (z. B. mit Gummistiefel und Regenmantel 2 Wassereimer tragen), Sandsäckchenweitwurf mit Bettlaken zu zweit, Kugelstoßen mit Luftballons, Schneerutschbahn (Plastikplane mit Schmierseife) usw. Vergessen Sie die Siegerehrung mit Preisvergabe nicht.
Zeitungstanz (Dauer: 15 Minuten)	Je zwei Kinder tanzen zu beliebiger Musik auf einem Bogen Zeitungspapier. Sie dürfen nicht neben den Bogen treten, sonst scheiden sie aus. Nach kurzer Zeit wird die Musik angehalten, und die Kinder müssen das Zeitungspapier einmal falten. Weiter geht's, und nach kurzer Zeit wird die Musik erneut angehalten, die Zeitung nochmals gefaltet usw.
Ballon-Weitergabe (Dauer: 15–20 Minuten)	Ein Kind hält einen Luftballon zwischen Kinn und Brust. Ohne Zuhilfenahme seiner Hände soll es ihn an ein weiteres Kind weitergeben, das ihn ebenfalls ohne Hände mit Kinn und Brust annehmen und an ein drittes Kind weitergeben soll usw.

Eisenbahnstaffel (Dauer: 30 Minuten)	Zwei Gruppen stehen hintereinander an der Startposition. Die erste Läuferin saust los, umrundet ein „Ziel“, läuft zurück und „hängt“ sich an die Schulter des Zweiten in der Reihe. Beide laufen wieder los, holen sich die Dritte usw. Die Lok, die zuerst mit allen Waggons ins Ziel kommt, ist Sieger.
Federn rupfen (15 Minuten)	Zwei bis vier Kinder sind Fänger und bekommen mehrere Wäscheklammern, die sie sich an die Kleidung klemmen. Erreichen sie eines der weglaufenden Kinder, dürfen sie diesem eine Klammer anstecken. Wer zuerst alle Klammern losgeworden ist, hat gewonnen.
Komm mit – Lauf weg (Dauer: 15 Minuten)	Die Kinder stehen im Kreis. Ein Kind läuft außen herum und tippt irgendwann ein anderes Kind an. Sagt es „komm mit“, laufen alle beide in die gleiche Richtung. Sagt es „Lauf weg“, laufen beide in entgegengesetzter Richtung. Ziel ist es, den freigewordenen Platz nach Umrundung der Gruppe zu ergattern.
Spiegeln (beliebige Dauer)	Die Kinder tanzen paarweise zu beliebiger Musik miteinander. Der Abstand zwischen den beiden Tanzpartnern beträgt ca. einen Meter. Einer macht die Bewegung vor, die der andere nachahmt. Später werden die Rollen getauscht. *Variation:* Ein „Vortänzer“ macht Bewegungen vor, die die gesamte Gruppe, die im Kreis steht, nachahmt.
Obstsalat (Dauer: 15 Minuten)	Zunächst werden je nach Anzahl der Kinder Zettel mit Obstsorten in jeweils gleicher Menge beschriftet oder bemalt. Dann setzt sich die Gruppe zu einem Stuhlkreis zusammen. Ein Spieler stellt sich in die Mitte. Die Mitspielerinnen ziehen jeweils einen Zettel und nennen ihre Obstsorte. Jetzt ruft das Kind in der Mitte eine Obstsorte auf; die betroffenen Mitspieler müssen ihre Plätze tauschen. Dabei versucht das Kind in der Mitte, sich auf einen der freigewordenen Stühle zu setzen. Die Spielerin, die keinen Stuhl erwischt, geht in die Mitte und ruft wiederum eine Obstsorte auf. Beim Ruf „Obstsalat“ tauschen alle Spieler die Plätze.
Versteinern (Dauer: 15–20 Minuten)	Ein Fänger schlägt die anderen ab. Gefangene Kinder „versteinern“ und bleiben mit gegrätschten Beinen stehen und warten auf ihre Befreiung. Kriecht ein Kind durch die gegrätschten Beine, ist die Versteinerte wieder frei. Sollten alle versteinert sein, hat der Fänger gewonnen, und das Spiel kann neu beginnen.

Tabelle 9: Bewegungsspiele (Fortsetzung)

Fegefeuer (Dauer: 10–15 Minuten)	Jeder Mitspieler bekommt ein Tuch, das er am Körper ohne Knoten befestigen soll. Die Spielerinnen sollen versuchen, den anderen Spielern die Tücher zu stehlen. Geht dabei ihr eigenes Tuch verloren, so scheiden sie aus.
Reise nach Jerusalem (Dauer: 15–20 Minuten)	Entsprechend der Anzahl der Mitspieler werden Stühle im Kreis aufgestellt, auf die sich die Kinder setzen. Beim Start der Musik stehen alle Kinder auf, und von der Spielleiterin wird ein Stuhl aus dem Kreis herausgenommen. Dann schaltet die Spielleiterin die Musik plötzlich ab, und alle Kinder müssen sich setzen. Das Kind ohne Stuhl scheidet aus, und eine neue Runde beginnt.

5 Sonstige Behandlungsmethoden

5.1 Diäten und was dahintersteckt

Wenn Erwachsene vom Abnehmen sprechen, meinen sie in der Regel die Durchführung einer Diät. Sogenannte „Wunder-Diäten“ gibt es mehr als genug, von der „Nulldiät“ über „EsDH“ (Ess die Hälfte) bis hin zur „Schlemmerdiät“. Abgesehen davon, dass Diäten aufgrund des Jo-Jo-Effektes (siehe Seite 16) kaum von dauerhaftem Erfolg gekrönt sein werden, können Diäten bei Kindern leichter als bei Erwachsenen z. T. irreparable Schäden hinterlassen. Kinder befinden sich noch im Wachstum und ihr Körper ist auf bestimmte Nährstoffe (Vitamine, Spurenelemente, Eiweiß) angewiesen. Werden ihm diese durch eine Diät vorenthalten, besteht die Gefahr von Wachstums- und Entwicklungsstörungen. Ferner sind die Lebensmittel bei Diäten meist auch nicht kindgerecht. Das heißt, die Kinder müssen bei einer Diät viele unbekannte und unbeliebte Dinge essen in einer Zubereitungsart, die sie gar nicht mögen. Kinder erfahren dabei vor allem, dass vieles, was angeblich gesund sein soll, nicht schmeckt. Lieblingsspeisen des Kindes wie Nudeln erscheinen als ungesund, weil sie nicht mehr angeboten werden. Und da das Kind kein Mitspracherecht hat, wird sich auch kein Lernerfolg einstellen.

Gut zu wissen

Erwachsenendiäten sind in der Regel für Kinder ungeeignet.

In Tabelle 10 stellen wir Ihnen 11 der bekanntesten Diäten vor und zeigen Ihnen, was es mit den Versprechungen der Anbieter tatsächlich auf sich hat.

Gut zu wissen

Bei den meisten Diäten wird weit mehr versprochen, als sie tatsächlich halten. Oft sind die dahinterstehenden Theorien wissenschaftlicher Unsinn. Die anfänglichen Diäterfolge sind meist nur von kurzer Dauer. Die Diät ist oft so ausgefallen oder einseitig, dass sie nur kurze Zeit eingehalten wird und man nachher wieder zu den alten Ernährungsgewohnheiten zurückkehrt. Erfolg haben aber die Vermarkter solcher „Wunderdiäten“, denn sie verdienen mit dem Verkauf ihrer Bücher oder Diätprodukte viel Geld!

Tabelle 10: Bekannte Diäten, ihre Versprechungen und was tatsächlich dahintersteckt

Name	Behauptungen	Tatsachen	Fazit
Null-Diät (Fasten)	• Der bewusste Verzicht auf alle Nahrungs- und Genussmittel ist gut für Körper, Geist und Seele. • Das Fasten entschlackt und entgiftet den Körper; überflüssige Fettreserven werden rasch abgebaut. • Durch den veränderten Stoffwechsel wird das Hungergefühl unterdrückt; das körperliche Abwehrsystem wird günstig beeinflusst.	• Unverwertbare Nahrungssubstanzen und Endprodukte des Stoffwechsels werden im Körper umgehend entgiftet und ausgeschieden. • Bei einer Nulldiät wird Muskeleiweiß abgebaut, was generell unerwünscht ist. • Nach der Fastenkur wird das verlorene Gewicht in der Regel wieder zugenommen (Jo-Jo-Effekt).	Null-Diäten sind zum dauerhaften Abnehmen auch für Erwachsene ungeeignet. Kinder sollen niemals hungern, da ansonsten nicht nur ihr Wachstum gefährdet ist.
Intervall-fasten	• Längere Pausen zwischen den Mahlzeiten bzw. festgelegte Fastentage in der Woche üben einen günstigen Einfluss auf den Stoffwechsel aus und helfen bei der Gewichtsreduktion.	• Für Erwachsene trifft das zu, wenn die geeigneten Lebensmittel zu den Mahlzeiten ausgewählt werden. • Es gibt jedoch keine Lebensmittelempfehlungen für eine nachhaltige Ernährungsumstellung.	Für Kinder nicht geeignet im Sinne der OMK mit fünf regelmäßigen über den Tag verteilten Mahlzeiten.
Formula-Diäten	• Der Ersatz einzelner Mahlzeiten durch ein Instant-Pulver mit einer festen Kalorienmenge führt zu einer raschen Gewichtsabnahme. • Mit einem speziellem Formula-Programm („Optifast 52") können z.B. Erwachsene mit extremer Adipositas auch langfristig abnehmen.	• Formula-Diäten sind für Erwachsene gedacht. Für sie gelten bestimmte Vorschriften für den Kalorien- und Nährstoffgehalt. Dennoch sollten sie unter *ärztlicher Kontrolle* eingesetzt werden, um eine ausreichende Nährstoffzufuhr zu gewährleisten.	Für manche Erwachsene mit extremer Adipositas kann der Einsatz spezieller Formula-Diäten das Abnehmen anfänglich erleichtern. Für Kinder und Jugendliche sind diese nicht geeignet.

	• Zusätzliche Nahrungsergänzungsmittel, wie Kräuterextrakte und Vitamintabletten, tragen zur Gewichtsabnahme bei.	• Der Einsatz von Formula-Diäten allein verändert nicht, wie gewünscht, das Ernährungs- und Essverhalten. • Nahrungsergänzungsmittel sind bei einer ausgewogenen Ernährung überflüssig.	
Monodiäten	• Durch den ausschließlichen Verzehr eines einzigen Lebensmittels (z.B. Ananas-, Kohlsuppen- oder Eier-Diät) können Gewichtsverluste von 5 kg in einer Woche erreicht werden. • Bestimmte Inhaltsstoffe der Lebensmittel (z.B. das „Ananas-Enzym“) können den Fettabbau fördern.	• Eine Gewichtsabnahme von 5 kg in einer Woche ist unrealistisch. • Ein anfänglicher rascher Gewichtsverlust entsteht durch einen hohen Wasserverlust und Abbau von Muskeleiweiß, ohne dass, wie erwünscht, Körperfett abgebaut wird. • Eine erhöhte Fettverbrennung aufgrund bestimmter Lebensmittelinhaltsstoffe ist wissenschaftlich nicht begründet. • Bei extrem einseitiger Ernährung kommen manche Nährstoffe, z.B. Vitamine, zu kurz, andere, wie z.B. Cholesterin bei einer Eier-Diät, werden überreichlich aufgenommen. • Die einseitige Lebensmittelauswahl kann zu Heißhungerattacken führen, die eine erneute Gewichtszunahme verstärken.	Zum dauerhaften Abnehmen generell ungeeignet. Für Kinder mit ihrem wachstumsbedingten hohen Nährstoffbedarf viel zu einseitig!

Tabelle 10: Bekannte Diäten, ihre Versprechungen und was tatsächlich dahintersteckt (Fortsetzung)

Name	Behauptungen	Tatsachen	Fazit
Trennkost	• Eiweiße und Kohlenhydrate können nicht gleichzeitig im Körper verdaut werden. • Bei der heutigen Ernährung mit viel industriell hergestellten Lebensmitteln sammeln sich im Körper Schlacken und Giftstoffe an und übersäuern den Organismus, der dadurch krank wird. • Bei Trennkost kann man auf natürliche Weise abnehmen.	• Der Körper ist sehr wohl dazu ausgestattet, Eiweiße und Kohlenhydrate gleichzeitig im Darm aufzuspalten und in den Körperkreislauf aufzunehmen. • Es gibt keinen Beweis für eine Übersäuerung des Körpers durch bestimmte Lebensmittel. • Dass man bei dem empfohlenen hohen Verzehr von möglichst naturbelassenen Lebensmitteln, d.h. vor allem Obst und Gemüse, automatisch wenig Kalorien aufnimmt, ist richtig.	Die Theorie ist wissenschaftlich nicht haltbar. Der empfohlene hohe Verzehr von Obst und Gemüse erleichtert die Begrenzung der Kalorienzufuhr, wichtige Lebensmittel für Kinder wie Milch kommen aber zu kurz.
Fit for Life	• Verarbeitete Lebensmittel wie Gekochtes und Gebackenes kann der Körper nicht verdauen, die im Körper verbleibenden Rückstände machen krank. Milch und Fleisch sind für den Menschen ungeeignet. • Der Körper kann nur zu bestimmten Tageszeiten Nahrung aufnehmen, verdauen, verwerten oder ausscheiden; hält man diesen Rhythmus ein, nimmt man in kürzester Zeit 8–12 kg ab.	• Der Körper kann auch verarbeitete Lebensmittel verdauen, manche Lebensmittel, z.B. Getreideprodukte, sogar leichter als unverarbeitete. • Der Körper kann jederzeit alle Lebensmittel verdauen und verwerten. Schlank werden durch Beschränkung des Essens auf bestimmte Tageszeiten geht nicht.	Eine wissenschaftlich nicht haltbare, unpraktische Diät mit stark eingeschränkter Nahrungsauswahl.

Low-Carb-Diäten: Atkins-Diät Paleo-Ernährung Keto-Diät LOGI	• Übergewicht entsteht durch eine Störung bei der Verwertung der Kohlenhydrate, es wird zu viel Insulin ausgeschüttet, das die nicht verwerteten Kohlenhydrate in Körperfett umwandelt. • Durch Einschränkung des Verzehrs kohlenhydrathaltiger Lebensmittel auf 45–10 % der täglichen Energiemenge und Konzentration auf fett- und proteinreiche Lebensmittel wird der Stoffwechsel günstig beeinflusst. • Bei extrem kohlenhydratarmer Kost, bei der nur noch wenig Insulin gebildet wird, setzt im Körper eine Fettschmelze ein.	• Die Theorie der Fettschmelze ist wissenschaftlich nicht nachvollziehbar. • Bei dieser Diät werden viele tierische Lebensmittel verzehrt, z. B. Fleisch und Eier, die viele gesättigte Fettsäuren und Cholesterin enthalten. Diese beeinflussen die Blutfette auch schon bei Kindern und Jugendlichen negativ und erhöhen das Risiko für spätere Herz-Kreislauf-Krankheiten. • Der geringe Verzehr von pflanzlichen Lebensmitteln, z. B. Getreideprodukten und Obst, gefährdet die ausreichende Versorgung mit Vitaminen und Mineralstoffen. • Strenge Low-Carb-Konzepte sind arm an komplexen Kohlenhydraten und Ballaststoffen aus Getreide und Gemüse mit der Folge von Verdauungsproblemen und erhöhtem Risiko für Darmkrebs. – Spezielle Low-Carb-Produkte wie das „Eiweißbrot“ sind viel energiereicher. – Die Diät wird nicht lange durchgehalten, eine langfristige und nachhaltige Ernährungsumstellung ist nicht gegeben.	Eine wissenschaftlich nicht haltbare Diät. Langzeiterfolge bei der Gewichtsreduktion fehlen. Für Kinder ist sie zusätzlich riskant wegen der einseitigen Lebensmittelauswahl.

Tabelle 10: Bekannte Diäten, ihre Versprechungen und was tatsächlich dahintersteckt (Fortsetzung)

Name	Behauptungen	Tatsachen	Fazit
Glyx-Diät (Glyx ist die Kurzform für Glykämischer Index, so heißt die blutzuckersteigernde Wirkung eines Lebensmittels infolge der Art und Höhe der enthaltenen Kohlenhydrate.)	• Der Verzehr von Lebensmitteln mit einem hohen Glyx führt zu einem starken Blutzuckeranstieg, es wird rasch viel Insulin ausgeschüttet, das den Zucker in die Zellen befördert. Der Körper reagiert mit erneutem Hunger. • Der Verzehr von Lebensmitteln mit einem niedrigen Glyx führt zu einem langsameren Anstieg des Blutzuckerspiegels und somit zu einer länger anhaltenden Sättigung bei gleich hoher Kalorienaufnahme. • Ein erhöhter Insulinspiegel fördert die Fettspeicherung.	• Die Behauptungen sind grundsätzlich richtig. • Bei einer Ernährung mit viel Vollkornprodukten, Gemüse und Obst ist der Kaloriengehalt automatisch gering und man ist eher satt. Daher kann man damit auch abnehmen, ohne den Glyx zu beachten. • Richtet man sich ausschließlich nach dem Glyx, verzehrt aber unbegrenzt weiter fettreiche Lebensmittel mit vielen Kalorien, nimmt man nicht ab.	Eine unpraktische Diät, die spezielle Glyx-Tabellen erfordert. Sie bietet keine Vorteile gegenüber einer Kost mit vielen Vollkornprodukten, viel Obst und Gemüse wie der von uns empfohlenen Optimierten Mischkost OptimiX.
Brigitte-Diät (Ein fester Ernährungsplan inkl. Rezepten mit einer begrenzten Menge an Gesamtkalorien pro Tag.)	• Bei abwechslungsreicher, fettarmer Mischkost mit viel Obst und Gemüse und rund 1.200 Kalorien am Tag, verteilt auf fünf Mahlzeiten, kann ein Gewichtsverlust von ca. 1 Pfund pro Woche erreicht werden.	• Aus ernährungswissenschaftlicher Sicht nicht zu beanstanden. • Rezepte und praktische Anleitungen erleichtern die Kalorienreduktion.	Für Erwachsene eine akzeptable Kost. Für Kinder ist die Kalorienreglementierung nicht empfehlenswert.

Gute-Laune-Diät	• Mit fettarmer, kohlenhydratreicher Ernährung mit reichlich Obst und Gemüse, flexibler Esskontrolle und regelmäßiger Bewegung wird eine langsame Gewichtsabnahme gefördert.	• Langfristig ausgewogene Ernährung ohne starre Regeln und Verbote.	Eine praktische und vernünftige Diät für Erwachsene. Diätpläne sind für Kinder aber nicht geeignet.
Weight-Watchers	• Durch das Zählen von bestimmten Points für den Fett- und Kaloriengehalt der Kost kann auf strenges Kalorienzählen verzichtet werden. • Gegenseitige Unterstützung in einer Gruppe in einem zunächst auf 12 Wochen ausgelegten Programm wirkt motivierend.	• Ein gut durchdachtes, ernährungswissenschaftlich vernünftiges Konzept. • Points-sparende Rezepte und Ratschläge für mehr Bewegung im Alltag erleichtern das Abnehmen.	Ein praktisches und vernünftiges Konzept für Erwachsene. Es bietet jedoch keine Vorteile gegenüber den Empfehlungen in unserem Ratgeber.

5.2 Welche alternativen Behandlungsmöglichkeiten gibt es?

Sicher haben Sie auch schon von Medikamenten, Operationen wie einer Magenverkleinerung und professionellen Therapieprogrammen gehört, mit denen Übergewicht behandelt werden kann. Wir möchten Ihnen nun im Folgenden kurz Hilfestellung geben, ob diese etwas für Kinder sein könnten.

Medikamente

Bis vor wenigen Jahren hatten alle damals bekannten Medikamente zur Gewichtsreduktion nur einen geringen Effekt und waren auch für das Kindes- und Jugendalter nicht zugelassen. In den letzten Jahren sind verschiedene Medikamente entwickelt worden, die einen größeren Effekt haben. Diese neu entwickelten Medikamente müssen einmal täglich oder einmal wöchentlich unter die Haut gespritzt werden und führen zu einer Gewichtsreduktion von mehreren Kilogramm. In der Laienpresse werden diese als „Hollywood Spritze" bezeichnet, da einige prominente Schauspieler diese verwenden, obwohl sie gar nicht übergewichtig sind. Eins dieser Medikamente (Liraglutid) ist auch mittlerweile für Jugendliche mit ausgeprägtem Überwicht zugelassen, wird aber von der Krankenkasse nicht bezahlt. Kritisch angemerkt werden muss, dass diese neu entwickelten Medikamente z.T. unangenehme Nebenwirkungen haben wie Übelkeit und Erbrechen, insbesondere zu Beginn der Einnahme. Da die Medikamente noch nicht sehr lange im Einsatz sind, bleibt zudem abzuwarten, ob in der längeren Anwendung noch weitere bedeutende Nebenwirkungen auftreten können. Ferner geht der erzielte Gewichtsverlust sofort nach Absetzen der Medikation verloren, sodass man diese Medikamente lebenslang anwenden muss.

Magenverkleinerung

Operationen am Magen, z.B. mit einem Band, welches um den Mageneingang gelegt wird (sogenanntes Gastric-banding), führen über eine früh einsetzende Sättigung zu einer Reduktion des Übergewichts. Noch ein besserer langfristiger Erfolg zur Gewichtsreduktion findet sich bei Operationen, bei denen Teile des Magens („sleeve Gastrektomie") oder Teile des Magens und des Dünndarms entfernt werden. Die verschiedenen Operationsverfahren haben jedoch alle erhebliche Nebenwirkungen. Das Speiseröhrenkrebsrisiko ist z.B. beim Gastric-banding erhöht. Zudem muss nach der Operation das Essverhalten komplett umgestellt werden. Es dürfen nur noch sehr kleine Portionen verzehrt werden und der Genuss von Getränken mit Kohlensäure ist nicht mehr ohne Schmerzen möglich. Isst man wieder große Mengen, weitet sich der Magen wieder. Ein weiteres Problem der operativen Methoden ist, dass der Eingriff außer beim Gastric-banding nicht mehr rückgängig gemacht werden kann. Insgesamt kommen operative Verfahren allenfalls bei Jugendlichen mit extremstem Übergewicht als Methode der letzten Wahl infrage. Aber auch dann sollte dieses Verfahren in Kombination mit einem professionellen Therapieprogramm und einer Verhaltenstherapie erfolgen, um auch eine Veränderung des Gesundheitsverhaltens zu erzielen.

Schulungsprogramme für Kinder mit Übergewicht

Diese stellen eine gute Möglichkeit dar, Übergewicht bei Kindern und Jugendlichen zu reduzieren, wenn nicht nur das betroffene Kind, sondern auch die Eltern eingebunden werden. Allerdings müssen die Kinder und Familien bezüglich einer Lebensstiländerung motiviert sein. Bei Folgeerkrankungen des Übergewichts oder Adipositas mit Risikofaktoren oder bei extremer Adipositas übernehmen die Krankenkassen die Kosten eines evaluierten (d.h. die Wirksamkeit ist nachgewiesen) Therapieprogramms. Es lohnt sich, hier nachzufragen. Jedoch steht leider nicht in allen Regionen Deutschlands ein etabliertes Schulungsprogramm zur Verfügung.

Gut zu wissen

Eine Auswahl von professionellen und zertifizierten Therapieangeboten in Deutschland findet sich im Internet unter: adipositas-gesellschaft.de/aga/behandlungseinrichtungen/

Woran kann man ein gutes Schulungsprogramm erkennen?

Ein gutes Schulungsprogramm wird langfristig, das heißt über mehrere Monate, angeboten und wird von einem multiprofessionellen Team durchgeführt. Kinderarzt, Psychologin, Ernährungsfachkraft und Sporttherapeutin/Motopäde sollten zusammenarbeiten. Auch sollten Sie als Eltern maßgeblich in die Behandlung integriert sein. Wenn Evaluationsdaten, das heißt Daten zu Erfolgen nach Ende der Schulung sowie im weiteren Verlauf, vorliegen, spricht dies für die Qualität des angebotenen Programms.

Schulungsprogramm „Obeldicks"

Ein Beispiel für ein erfolgreiches, multidisziplinäres Schulungsprogramm für Kinder mit Übergewicht stellt die Schulung *„Obeldicks"* dar, welche mit dem ersten Preis des Gesundheitspreises 2000 des Landes Nordrhein-Westfalen und dem Präventionspreis der Ersatzkrankenkassen ausgezeichnet wurde. Dieses Programm wurde in der Vestischen Kinder- und Jugendklinik Datteln in Kooperation mit dem Forschungsinstitut für Kinderernährung (FKE) entwickelt und wird von allen gesetzlichen Krankenkassen der Region finanziert. Aus den Erfahrungen in diesem Programm ist dieser Ratgeber entstanden.

Bausteine der Schulung sind eine kindgerechte Bewegungs-, Ernährungs- und Verhaltenstherapie einschließlich einer individuellen Betreuung von Kind und Familie. Die Schulung wird von einem interdisziplinären Team aus Kinderärztinnen, Ökotrophologen (Ernährungsfachkräften), Psychologinnen und Motopäden (speziellen Sporttherapeuten) gestaltet.

Die Kinder werden in der Schulung nach Geschlecht und Alter (Altersgruppen: 8 bis 10 Jahre, 11 bis 14 Jahre) aufgeteilt. Die Gruppengröße beträgt sechs bis acht Kinder. Die Schulung wird über ein Jahr durchgeführt, gegliedert in mehrere Phasen (vgl. Abbildung 16). Die Bewegungstherapie in Form der Psychomotorik wird über das gesamte Jahr einmal pro Woche angeboten. In der ersten Phase (Intensivphase) über drei Monate finden der Ernährungskurs und der (Ess-)Verhaltenskurs für die Kinder sowie der Elternkurs statt. In der zweiten Phase (Etablierungsphase) über sechs Monate werden den Familien neben den Elterngesprächskreisen sechs individuelle Familiengespräche angeboten. Bei krisenhaften Situationen, z. B. bei einer Gewichtszunahme, können zusätzliche Gespräche in der dritten Phase des Programms (betreute Entlassung in den Alltag) vereinbart werden.

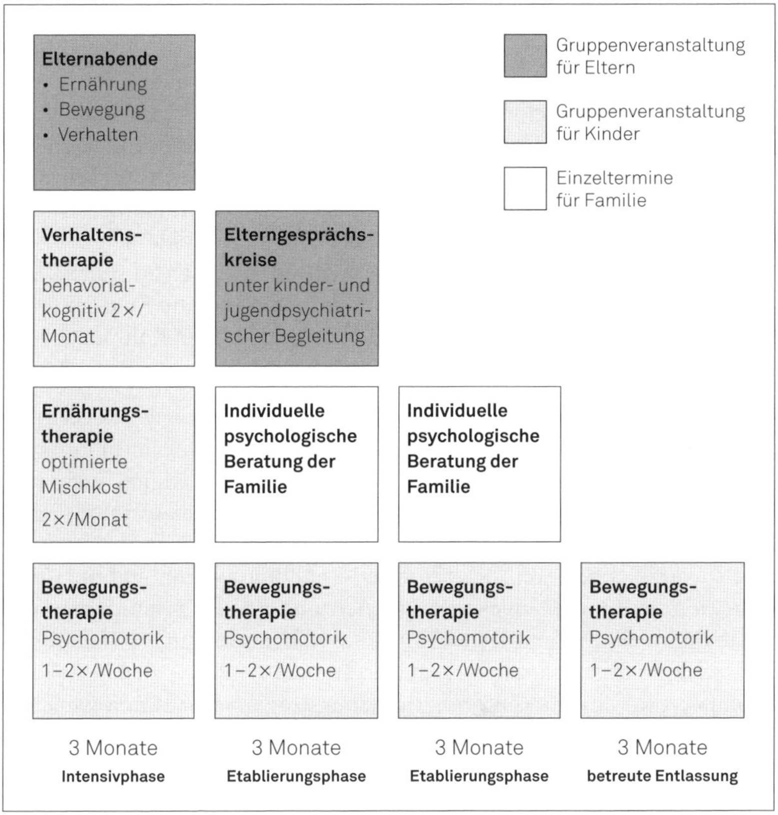

Abbildung 16: Ablauf des ambulanten Therapieprogramms „Obeldicks“

Die Weiterbetreuung nach der Schulung erfolgt durch den Haus-/Kinderarzt in enger Zusammenarbeit mit der Adipositasambulanz der Kinderklinik.

Das Schulungskonzept ist bisher bei über 3.000 Kindern evaluiert worden und zeigt nachhaltigen Erfolg: Die Erfolgsquote (d.h. Reduktion des Übergewichts) der Schulung liegt bei über 75%. Vier Jahre nach Schulungsende war die Reduktion des Übergewichts fast genauso groß wie am Ende der Schulung. Der Anteil der Kinder mit Bluthochdruck und Fettstoffwechselstörungen nahm deutlich ab, ohne dass Nebenwirkungen auftraten.

Über den Nutzen einer Rehabilitation („Kur“)

Einige Eltern haben die Erwartung oder Hoffnung, dass Ihr Kind an einer meist vier bis sechs Wochen dauernden Rehabilitationsmaßnahme teilnimmt, um dort sicher und angemessen abzunehmen. Eine solche Reha-Maßnahme kann bei der Krankenkasse oder beim Rentenversicherungsträger beantragt werden. Im Zusammensein mit anderen „Leidensgenossen“ erlebt das Kind, dass es mit seinen Problemen nicht allein ist. Und es bietet sich die Gelegenheit, relativ rasch zu spüren, wie es sich anfühlt, weniger zu wiegen. Außerdem lernen die Kinder in kurzer Zeit viel über Ernährung und können im geschützten Rahmen (neue) Bewegungserfahrungen machen.

Die Erfahrung zeigt, dass die Kinder in dieser Zeit zwar in der Regel deutlich abnehmen (etwa 6 kg), die überwiegende Zahl aber ihr ursprüngliches Gewicht in ihrer gewohnten Umgebung rasch wieder erreicht und nicht selten sogar übertrifft. Dies wird vor allem dann auftreten, wenn im Umfeld des Kindes und im Verhalten des Kindes keine Veränderungen zu verzeichnen sind. Kurzfristige Rehabilitationsmaßnahmen sind daher nur im Rahmen eines vorhandenen ambulanten Behandlungskonzeptes sinnvoll. Daher ist es wichtig, eine Nachbetreuung nach der Reha frühzeitig zu organisieren. Eine solche ambulante Reha-Nachbetreuung (finanziert durch den Rentenversicherungsträger) wird zum Beispiel an der Vestischen Kinder- und Jugendklinik Datteln angeboten. Sprechen Sie hierzu frühzeitig die Betreuerinnen/Ärzte in der Rehabilitation an.

Gut zu wissen

Eine dauerhafte Gewichtsabnahme durch eine Rehabilitationsmaßnahme ist ohne Veränderung in der unmittelbaren Lebensumgebung des Kindes nicht möglich. Daher ist eine ambulante Nachbetreuung entscheidend.

6 Folgen von Übergewicht

Zum Abschluss dieses Ratgebers beschreiben wir, unter welchen zahlreichen Folgeerscheinungen Kinder mit Übergewicht leiden oder leiden können. So umfangreich und lebensbeeinflussend diese auch sind, sie treten nur dann auf, wenn das Übergewicht bei Ihrem Kind langfristig bestehen bleibt oder sich vermehrt. Gelingt es Ihnen und Ihrer Familie, das Übergewicht Ihres Kindes zu reduzieren, besteht kein Anlass zur Sorge.

6.1 Was sind die medizinischen Folgen?

Übergewicht ist keineswegs nur ein kosmetisches Problem, sondern stellt die zurzeit bedeutendste „Volkskrankheit" unserer Gesellschaft dar. Die Folgeerkrankungen des Übergewichts belasten unser Gesundheitssystem jährlich mit mehreren Milliarden Euro. In vielen Untersuchungen an Erwachsenen ist eindeutig ein Zusammenhang von Übergewicht und Erkrankungen wie Diabetes mellitus (Zuckerkrankheit), Herz-Kreislauf-Erkrankungen (Schlaganfall, Herzinfarkt, Bluthochdruck) und Fettstoffwechselstörungen belegt. Auch das Krebsrisiko ist bei Menschen mit Übergewicht deutlich erhöht (Brustkrebs, Gebärmutterhalskrebs, Darmkrebs, Prostatakrebs). Je früher das Übergewicht im Kindesalter beginnt, desto höher ist die Häufigkeit von Folgeerkrankungen und desto größer ist das Risiko, als Erwachsene frühzeitig zu versterben.

Gut zu wissen

Wir wissen heute, dass jeder Zweite von uns an den Folgen von Herzkreislauferkrankungen und jeder Vierte an einem Tumor versterben wird. Übergewicht ist dabei ein bedeutender Risikofaktor. Entscheidend sind das Ausmaß und die Dauer des Übergewichts, aber auch eine erbliche Belastung.

Finden sich medizinische Folgeerkrankungen auch schon bei Kindern?

Rund ein Drittel der Kinder mit Übergewicht zeigen erhöhte Blutdruckwerte und ein Viertel Fettstoffwechselstörungen. Arteriosklerotische Veränderungen (= Verkalkung der Blutgefäße bis hin zur Verstopfung der

Gefäße) können bereits in den Gefäßen Jugendlicher mit deutlichem Übergewicht nachgewiesen werden. Mittlerweile wird der Altersdiabetes (= Zuckerkrankheit, Diabetes mellitus Typ 2) auch schon bei Jugendlichen mit Adipositas beobachtet. Weitere Folgeerkrankungen des Übergewichts, die sich auch schon bei Kindern finden, sind Gelenkverschleiß (Arthrose) und Gelenkfehlstellungen (X-Beine, Plattfüße), eine Verfettung der Leber, die im späteren Leben bis zum Leberversagen führen kann, und Zyklusstörungen bei Mädchen, die mit einer männlichen Behaarung und späteren Unfruchtbarkeit einhergehen können (polyzystisches Ovarsyndrom).

Gut zu wissen

Jedes Kind und jeder Jugendliche mit Übergewicht sollte einer Kinderärztin vorgestellt werden, damit diese Folgeerkrankungen feststellen und ggf. behandeln kann. Fast alle Folgeerkrankungen des Übergewichts sind zunächst nicht spürbar (Bluthochdruck, Fettstoffwechselstörungen, Zuckerkrankheit)!

6.2 Was sind die psychosozialen Folgen?

Ganz zentral sind die sozialen und psychischen Probleme, denen Kinder mit Übergewicht ausgesetzt sind. Denn Menschen mit Übergewicht werden in unserer Gesellschaft systematisch stigmatisiert und ausgegrenzt. Viele Kinder mit Übergewicht leiden unter Hänseleien. Negative Vorurteile führen dazu, dass sie für träge, faul, einsam und ängstlich gehalten werden. Sie werden abgewertet, unterschätzt, belächelt, verspottet, abgelehnt und ausgeschlossen. Gerade in der wichtigen Phase der Pubertät kann Übergewicht die sozialen Kontakte und Interessen der Jugendlichen beeinträchtigen. Man kann sich leicht vorstellen, dass solche Erfahrungen sich sehr nachteilig auf das Selbstwertgefühl und damit auch auf die psychische Gesundheit auswirken. Ein beeinträchtigter Selbstwert wiederum kann verstärkt Frustessen nach sich ziehen und damit das Ausmaß des Übergewichts noch vergrößern.

Im Jugendalter und (jungen) Erwachsenenalter zeigen sich noch weitere soziale und wirtschaftliche Benachteiligungen von Menschen mit Übergewicht: Statistisch erreichen sie eine schlechtere Schul- und Berufsausbildung, haben größere Probleme, einen Ausbildungs- oder Arbeitsplatz zu finden, erhalten weniger Geld für ihre Arbeit und finden schwieriger einen Lebenspartner oder eine Lebenspartnerin. Auch werden sie häufig weniger und schlechter medizinisch versorgt.

Entwicklung des Selbstwertgefühls

Das Selbstwertgefühl von Kindern und Jugendlichen ist unter anderem eng mit dem eigenen Körperbild verbunden. Im Vergleich mit anderen Jugendlichen, insbesondere auch im Vergleich mit Idealbildern auf Social Media, bewerten Menschen mit Übergewicht ihren Körper eher negativ. Dies geht einher mit Gefühlen von Selbstablehnung, Trauer, Enttäuschung, Ärger, Scham oder Verzweiflung. Ablehnungen und Hänseleien durch das soziale Umfeld verstärken diese Gefühle zusätzlich.

In unserer Gesellschaft besitzt das Aussehen einen sehr hohen Stellenwert. Gerade auch in der Pubertät ist es im Rahmen der Identitätsentwicklung von zentraler Bedeutung. Kinder mit Übergewicht neigen aus Scham dazu, ihren Körper zu verbergen. Sie vermeiden beispielsweise Situationen, in denen sie sich entkleiden müssen und gehen nicht mehr zum Schwimmen oder meiden Umkleidesituationen im Sportunterricht.

Gut zu wissen

Kinder mit Übergewicht werten sich zum einen häufig bereits selber ab, zum anderen sind sie häufig sozialer Abwertung (in Kindergarten, Schule, Freundes-, Bekannten-, Familienkreis) ausgesetzt. Leider finden gewichts- und körperbezogene Abwertungen und Bloßstellungen auch im engsten Familienumfeld durch Eltern und Geschwister statt. Anders als vielleicht beabsichtigt, führen solche Konfrontationen allerdings nicht zu mehr Motivation das Ernährungs-, Bewegungs- und Essverhalten zu ändern, sondern beeinträchtigen die psychische und körperliche Gesundheit.

Wahrnehmung des eigenen Körpers

Viele Kinder mit Übergewicht erleben ihren Körper unter Umständen nur sehr eingeschränkt. Neben schambedingtem Vermeidungsverhalten bestehen auch körperliche Einschränkungen aufgrund des Gewichts bzgl. Beweglichkeit und Ausdauer. Es können psychomotorische Defizite bestehen, die sich z. B. darin zeigen, dass manche Kinder nicht auf einem

Bein hüpfen können, nicht balancieren können und beim Schulsport nicht mithalten können. Die Überforderungssituationen und Misserfolgserlebnisse beim Schulsport führen zu einem tiefsitzenden Misstrauen in die eigene Fähigkeit zur Körperbeherrschung. Die so entstandene Bewegungshemmung und -vermeidung hat häufig wiederum eine Reduzierung des Selbstbewusstseins zur Folge. Infolge dieser Defizite sind auch die geistige und seelische Entwicklung beeinträchtigt. Die körperliche, motorische, intellektuelle sowie soziale Entfaltung von Kindern ist eng miteinander verzahnt.

Sozialverhalten

Das Selbstwertgefühl eines Menschen beeinflusst auch sein Verhalten. Je negativer das Selbstwertgefühl einer Person ist, umso weniger wird sie sich zutrauen. (Das gilt übrigens auch für eine Änderung hin zu gesünderem Verhalten, mehr Bewegung, gesünderem Essen, weniger Essen!) Aus Angst vor Zurückweisung ziehen sich z.B. einige Jugendliche mit Übergewicht zurück. Sie reagieren depressiv oder gereizt. Manche geraten in einen Teufelskreis von Essen und Rückzug. Manche Jugendliche, vornehmlich Mädchen, öffnen sich wiederum stark, um Zuneigung zu gewinnen und lassen sich etwa früh auf sexuelle Kontakte ein. Wieder andere, vornehmlich Jungen, reagieren aggressiv und versuchen, anderen Angst und Schrecken einzujagen, um ihr geringes Selbstwertgefühl zu kompensieren und Stärke und Macht zu erleben. Andere wiederum spielen die Rolle des Clowns, albern herum oder stellen sich auf ungewöhnliche oder provozierende Weise dar. So unterschiedlich die Strategien sein mögen, mit denen Kinder mit Übergewicht ihr Selbstwertgefühl zu „reparieren" versuchen, meist sind sie sehr aufwendig und helfen nicht wirklich dauerhaft weiter. Einige Strategien können zudem zu massiven neuen, zusätzlichen Problemen führen.

Gut zu wissen

Kinder mit Übergewicht leiden vor allem unter einem geringen Selbstwertgefühl und können häufig kein adäquates Körpergefühl aufbauen. Dies kann zu Störungen im Sozialverhalten führen.

Bei rund einem Fünftel aller Kinder mit Übergewicht finden sich Symptome einer Angststörung, Depression oder Störung des Sozialverhaltens.

Unter Umständen kann sich auch eine Essverhaltensstörung entwickeln. Mögliche Hinweise auf ernsthafte psychische Störungen im Zusammenhang mit oder auch unabhängig vom Übergewicht sind in der folgenden Liste zusammengefasst:

- Schlafstörungen, trauriger Gesichtsausdruck, sozialer Rückzug, negative selbstbezogene Gedanken;
- Unkonzentriertheit, Unruhe, ausgeprägter Jähzorn;
- deutliches Vermeidungsverhalten von angstbesetzten Situationen, unsicherer Gesamteindruck, häufige Bauch- oder Kopfschmerzen;
- Alpträume, erhöhte Schreckhaftigkeit, deutlicher Abfall schulischer Leistungen, Interessenverlust;
- Stehlen, ständiges Nichtbeachten von Regeln, aggressive Verhaltensweisen, Schulschwänzen, Drogenmissbrauch;
- extreme Diäten, Hungern bzw. längere Phasen ohne Nahrungsaufnahme, unkontrollierte Essanfälle, in denen sehr große Nahrungsmengen gegessen werden, absichtliches Erbrechen nach Mahlzeiten.

Sollten Sie diese Verhaltensweisen bei Ihrem Kind beobachten, suchen Sie Rat bei Fachleuten wie Ihrer Kinderärztin, einem Kinderpsychiater und/oder einer Kinderpsychologin.

Ohne Behandlung der begleitenden psychosozialen Störungen wird es unserer Erfahrung nach gerade bei Jugendlichen schwierig, das Übergewichtsproblem zu verändern. Um Verhalten zu verändern, braucht es ein gewisses Maß an Energie, Selbstwirksamkeit und Selbstwert. Wenn emotionales Essen die einzige Strategie darstellt, um mit Belastungen und unangenehmen Gefühlen umzugehen, müssen zunächst alternative Strategien gelernt werden, bevor auf diese Form des Essens zunehmend verzichtet werden kann.

7 Rezepte

Die folgenden Rezepte sind für die ganze Familie gedacht – denn auf sich allein gestellt kann kein Kind abnehmen. Diese Rezepte haben sich in unserer Schulung „Obeldicks“ bewährt. Sie zeigen Ihnen, wie Sie kalorienreiche Lebensmittel (roter Ampelbereich; in den Rezepten kursiv geschrieben) durch kalorienärmere Lebensmittel (gelber oder grüner Ampelbereich) ersetzen und dadurch Kalorien einsparen können. Die eingesparten Kalorien sind jeweils angegeben. Anfangs ist es hilfreich, eine Haushalts- oder Küchenwaage zu verwenden, um ein Gespür für die Mengen zu bekommen. Viele der Rezepte können auch von Jugendlichen selbst zubereitet werden. Viel Freude beim Ausprobieren – und beim genussvollen gemeinsamen Essen!

7.1 Kalte Hauptmahlzeit: Das Frühstück

Bitte beachten Sie: Wenn nicht anders angegeben, beziehen sich die Mengenangaben auf eine Portion (EL = Esslöffel, TL = Teelöffel, TK = Tiefkühlkost).

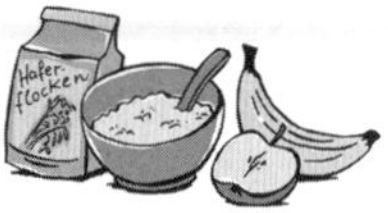

Früchtemüsli

Zutaten: Früchtemüsli (60 g) • ¼ Banane ohne Schale (30 g) • 3 EL Haferflocken (25 g) • 3 EL Joghurt natur 1,5 % Fett (60 g) – *anstatt Joghurt natur 3,5 % Fett* • 50 ml Orangensaft 100 %

Zubereitung: Das Obst klein schneiden. Joghurt mit dem Orangensaft vermischen und das klein geschnittene Obst und die Haferflocken zugeben. Dazu gibt es 1 große Tasse fettarme Milch 1,5 % Fett (200 ml) – *anstatt Vollmilch 3,5 % Fett* mit 1 TL Instantkakaopulver (5 g)

Gelb statt Rot = 45 Kilokalorien eingespart!

Nuss-Müsli

Zutaten: 1 Apfelsine geschält (100 g) • ½ Banane ohne Schale (60 g) • 3 EL Haferflocken (25 g) • 2 EL Cornflakes (8 g) – *anstatt gezuckerter Frühstückscerealien* • 2 TL gehackte Nüsse (10 g) • 75 ml fettarme Milch 1,5 % Fett – *anstatt Vollmilch 3,5 % Fett*

Zubereitung: Das Obst klein schneiden. Die Milch mit Obst, Haferflocken, Cornflakes und den gehackten Nüssen vermischen.

Gelb statt Rot = ca. 20 Kilokalorien eingespart!

Knuspermüsli

Zutaten: 3 EL Haferflocken (25g) • 1 Scheibe Vollkornknäckebrot (10g) • 2 EL Cornflakes (8g) – *anstatt gezuckerter Frühstückscerealien* • 1 EL Rosinen (14g) • ½ Banane ohne Schale (60g) • 1 TL Kokosraspel (5g) • ½ Becher Joghurt natur 1,5 % Fett (75g) – *anstatt Joghurt natur 3,5 % Fett*

Zubereitung: Banane in Scheiben schneiden. Knäckebrot zerbröseln und gemeinsam mit den Haferflocken, Cornflakes, Rosinen und dem Joghurt über die Bananenscheiben geben. Kokosraspel über das Müsli streuen. Dazu gibt es 1 große Tasse Früchtetee ohne Zucker (200ml).

Gelb statt Rot = ca. 20 Kilokalorien eingespart!

Vollkorn-Obst-Schnitte

Zutaten: 2 Scheiben Vollkornbrot (90g) • 1 TL Halbfettmargarine (5g) – *anstatt Butter oder Margarine* • 2 TL Honig (20g) – *anstatt Nuss-Nougat-Creme* • 1 Apfel (125g)

Zubereitung: Brot mit Margarine und Honig bestreichen. Apfel mit Schale in dünne Spalten schneiden. Auf das Honigbrot legen oder dazu verzehren. Dazu gibt es 1 Tasse Malzkaffee (150ml) mit 50ml fettarmer Milch 1,5 % Fett – *anstatt Vollmilch 3,5 % Fett.*

Gelb statt Rot = 70 Kilokalorien eingespart!

Gurken-Sandwich mit Käse und Wurst

Zutaten: 1 Scheibe Roggenmischbrot (45g) • 1 Scheibe Pumpernickel (40g) • 1 TL Senf, Tomatenmark oder Ketchup (5g) – *anstatt Butter* • 1 Scheibe Schnittkäse 30 % Fett i. Tr. (30g) – *anstatt Schnittkäse 45 % Fett i. Tr.* • 1 Scheibe Putenbrustaufschnitt (30g) – *anstatt Mortadella* • 10 dünne Scheiben Gurke (50g)

Zubereitung: Brote jeweils mit Senf, Tomatenmark oder Ketchup bestreichen. Eines mit Käse, das andere mit Putenbrust belegen. Auf beiden die Gurkenscheiben verteilen. Brote mittig durchschneiden und zuklappen. Dazu gibt es 1 große Tasse Kräuter- oder Früchtetee ohne Zucker (200 ml).

Gelb statt Rot = 130 Kilokalorien eingespart!

Tomaten-Käse-Brötchen

Zutaten: 1 Glas Orangensaft 100 % mit Mineralwasser 1:2 gemischt (200 ml) • 1 Roggenschrotbrötchen (60 g) • 1 TL Halbfettmargarine (5 g) – *anstatt Butter oder Margarine* • 1 Portion Camembert 30 % Fett i. Tr. (35 g) – *anstatt Camembert 70 % Fett i. Tr.* • 2 TL fettreduzierter Frischkäse (30 g) – *anstatt Doppelrahmfrischkäse 70 % Fett i. Tr.* • 1 Tomate (70 g)

Zubereitung: Eine Brötchenhälfte mit Margarine bestreichen, Camembert auflegen. Die andere Hälfte mit Frischkäse bestreichen. Die Tomate in Scheiben schneiden und beide Hälften belegen. Dazu gibt es 1 große Tasse Kräuter- oder Früchtetee ohne Zucker (200 ml).

Gelb statt Rot = 145 Kilokalorien eingespart!

Süßer Vollkorntoast

Zutaten: 2 Scheiben Vollkorntoast (60 g) • 1 EL Magerquark (20 g) – *anstatt Quark 40 % Fett i. Tr.* • 2 TL Honig (20 g) • 1 Kiwi oder anderes Obst (70 g) • ½ Becher Fruchtjoghurt 1,5 % Fett (75 g) – *anstatt Fruchtjoghurt 3,5 % Fett*

Zubereitung: Brot toasten. Mit Magerquark und Honig bestreichen. Kiwi (oder anderes Obst) in dünne Scheiben schneiden und die Toastscheiben damit belegen. Dazu gibt es 1 Fruchtjoghurt und 1 große Tasse Kräuter- oder Früchtetee ohne Zucker (200 ml).

Gelb statt Rot = 50 Kilokalorien eingespart!

Schinken-Brot

Zutaten: 1½ Scheiben Mehrkornbrot (75 g) • 1 TL Halbfettmargarine (5 g) – *anstatt Butter oder Margarine* • 1 Scheibe gekochter Schinken ohne Fettrand (30 g) – *anstatt Salami* • 1 Portion Gemüseaufstrich (25 g)

Zubereitung: Eine Scheibe Brot mit Margarine bestreichen und gekochtem Schinken belegen. Die andere halbe Scheibe mit Gemüseaufstrich bestreichen. Dazu gibt es 1 Tasse fettarme Milch 1,5 % Fett (150 ml) – *anstatt Vollmilch 3,5 % Fett.*

Gelb statt Rot = 120 Kilokalorien eingespart!

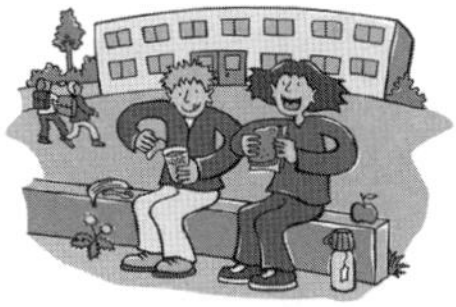

7.2 Zwischenmahlzeit: Das Pausenfrühstück

Kann auch als Zwischenmahlzeit am Nachmittag verwendet werden. Bitte beachten Sie: Wenn nicht anders angegeben, beziehen sich die Mengenangaben auf eine Portion.

Süßes Brot

Zutaten: 1 Scheibe Weizenmischbrot (50 g) • 2 TL Magerquark (30 g) – *anstatt 1 Portion Butter (20 g)* • 1 TL Marmelade (10 g) – *anstatt Nuss-Nougat-Creme* • 1 kleine Flasche Mineralwasser (250 ml) – *anstatt Kakao aus Vollmilch 3,5 % Fett*

Zubereitung: Das Brot mit Magerquark und Marmelade bestreichen. Dazu gibt es die Flasche Mineralwasser.

Gelb bzw. Grün statt Rot = 390 Kilokalorien eingespart!

Camembert-Knäckebrot mit Rohkost

Zutaten: 2 Scheiben Vollkornknäckebrot (20 g) • 1 TL Senf, Ketchup oder Tomatenmark (5 g) • 1 Portion Camembert 30 % Fett i. Tr. (30 g) – *anstatt Camembert 70 % Fett i. Tr.* • Gurke in Scheiben (100 g) – *anstatt 1 gekühlten Schnitte mit Milchcreme* • 1 Glas Apfelsaftschorle (200 ml), gemischt aus 50 ml Apfelsaft 100 %ig und 150 ml Mineralwasser

Zubereitung: Knäckebrot mit Senf, Ketchup oder Tomatenmark bestreichen und mit Camembert belegen. Dazu isst man die Gurke und trinkt die Apfelschorle.

Gelb bzw. Grün statt Rot = ca. 190 Kilokalorien eingespart!

Rosinenbrötchen mit Obst

Zutaten: 1 Rosinenbrötchen (45 g) – *anstatt 1 Schokobrötchen* • 1 Apfel oder anderes Obst (125 g) • 1 Becher Früchtetee, ohne Zucker (200 ml) – *anstatt 1 Tüte Fruchtsaftgetränk 200 ml*

Zubereitung: Das Rosinenbrötchen mit Apfelscheiben oder anderen Obstscheiben belegen. Dazu gibt es den Früchtetee.

Gelb bzw. Grün statt Rot = ca. 215 Kilokalorien eingespart!

Putenbrust-Sandwich

Zutaten: 2 Scheiben Vollkorntoast (60 g) • 2 Salatblätter • 1 TL Senf, Ketchup oder Tomatenmark (5 g) – *anstatt Butter oder Margarine* • 1 Scheibe Putenbrustaufschnitt (30 g) – *anstatt Salami*

Zubereitung: Eine Scheibe Toast mit Senf, Ketchup oder Tomatenmark bestreichen, gewaschene und abgetropfte Salatblätter und die Putenbrust auflegen. Mit der zweiten Toastscheibe abdecken. Dazu gibt es 1 große Tasse Früchte- oder Kräutertee (200 ml), ohne Zucker.

Gelb statt Rot = 105 Kilokalorien eingespart!

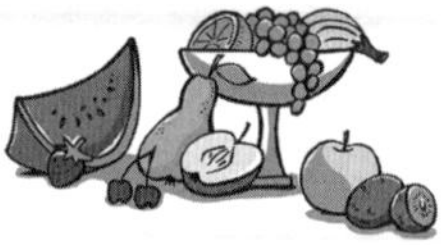

Kerniger Obstsalat

(Familienrezept für 4 Personen)

Zutaten: 2 Apfelsinen, ohne Schale (300 g) • 2 Kiwis (90 g) • 1 Birne (140 g) • 2 kleine Bananen ohne Schale (200 g) • 2 Äpfel (250 g) • 3 EL Haferflocken (25 g) • 1 EL Zitronensaft (15 g) • 2 EL gehackte Haselnüsse (30 g) – *anstatt zusätzlich geschlagener Sahne*

Zubereitung: Das Obst klein schneiden. Alles in eine Glasschale geben und mit Zitronensaft überträufeln. Haferflocken und gehackte Haselnüsse in eine nicht gefettete Pfanne geben und bei mittlerer Temperatur leicht rösten. Haferflocken- und Haselnussmischung über den Obstsalat streuen. Schmeckt auch ohne geschlagene Sahne gut! Dazu trinkt jeder ein 1 Glas Mineralwasser (200 ml).

Verzicht auf Rot = 90 Kilokalorien eingespart!

7.3 Warme Hauptmahlzeit

Meist das Mittagessen, kann aber auch abends verzehrt werden, wenn mittags eine kalte Mahlzeit eingenommen wurde (siehe hierzu Kapitel 7.5 „Kalte Hauptmahlzeit“).

Bohnen-Tomaten-Gemüse mit Reis und Schweinefleisch

(Familienrezept für 4 Personen)

Zutaten: 4 kleine Schweinefilets natur (320 g) – *anstatt Schweineschnitzel paniert* • 2 TL Rapsöl zum Anbraten (8 g) • Naturreis gekocht (480 g) • grüne Bohnen, Frisch- oder Tiefkühlkost (320 g) • 1 große Zwiebel (80 g) • Tomaten aus der Dose (280 g) • 1 Becher Joghurt natur 1,5 % Fett (150 g) – *anstatt Crème fraîche 30 % Fett* • 1 Bund frische Petersilie

Zubereitung: Schweinefilet in Rapsöl anbraten. Reis nach Packungsanweisung kochen. Zwiebel klein schneiden und in einer Pfanne mit etwas Wasser glasig dünsten. Bohnen, in Stücke geschnittene Tomaten und ihren Saft zugeben und aufkochen lassen. Joghurt mit klein geschnittener Petersilie unterrühren und mit Gewürzen nach Belieben abschmecken. Dazu trinkt jeder 1 Glas Mineralwasser (200 ml).

Gelb statt Rot = 160 Kilokalorien eingespart!

Gemüsepfanne mit Hähnchenfleisch und Früchtemixmilch

(Familienrezept für 4 Personen)

Zutaten: 400 g Hähnchenbrustfilet – *anstatt Hähnchen mit Haut* • 3 EL Rapsöl (36 g) • 2 rote Paprika (300 g) • 200 g Weißkohl • 2 Lauchstangen oder 300 g Frühlingszwiebeln • 3 Möhren (300 g) • 100 g Sojasprossen • Pfeffer, Jodsalz, Paprikapulver, eventuell Knoblauch • 4 EL Sojasauce (60 g)

Zubereitung: Hähnchenbrust schnetzeln und in Rapsöl anbraten. Herausnehmen und warm stellen. Alle Gemüsesorten fein schneiden und im Bratenfond andünsten. Mit Jodsalz, Gewürzen, Sojasoße würzen und mit der Hähnchenbrust noch ca. 10 Minuten leicht köcheln lassen. Dazu gibt es pro Person 6 EL Naturreis, gekocht (150 g) – *anstatt Bratkartoffeln mit Speck und Zwiebeln* – sowie 1 Glas Früchtemixmilch (200 ml) aus 150 ml fettarmer Milch 1,5 % Fett – *anstatt Vollmilch 3,5 % Fett* und 50 ml Obstsaft 100 %.

Gelb bzw. Grün statt Rot=125 Kilokalorien eingespart!

Kartoffelgratin mit buntem Salat

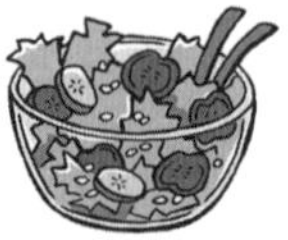

(Familienrezept für 4 Personen)

Zutaten: 800 g Pellkartoffeln • 3 EL saure Sahne 10 % Fett (60 g) – *anstatt Crème fraîche 30 % Fett* • 6 EL fettarme Milch 1,5 % Fett (90 g) – *anstatt Vollmilch 3,5 % Fett* • 1 Bund Petersilie • Jodsalz, Muskat, Pfeffer • 600 g Lauch • 10 g Margarine • 75 g geriebener Käse 30 % Fett i. Tr. – *anstatt Käse 45 % Fett i. Tr.*

Zubereitung: Kartoffeln kochen, pellen und mit saurer Sahne, Milch, Kräutern und Gewürzen zu Kartoffelpüree verarbeiten. Den in Ringe geschnittenen Lauch in Margarine andünsten. In eine Auflaufform abwechselnd Kartoffelpüree und Lauch einschichten. Mit dem geriebenen Käse überstreuen und anschließend im vorgeheizten Backofen bei 180 Grad ca. 15 Minuten überbacken.

Zutaten für den Salat: 1 kleine Salatgurke (300 g) • 1 bis 2 Paprika (rot und grün, 300 g) • 1 Zwiebel (80 g) • 2 EL Olivenöl (24 g) • Essig • Pfeffer, Jodsalz, Senf, 1 Prise Zucker • 1 Dose Mais (280 g)

Zubereitung: Gurke, Paprika und Zwiebeln in feine Würfel schneiden. Aus Olivenöl, Essig und Gewürzen eine Salatsoße herstellen. Gemüsewürfel und den Mais unterheben. Dazu gibt es für jede Person 1 Becher Früchtetee (200 ml) sowie 1 Apfel (125 g) – *anstatt Milchspeiseeis (70 g)*.

Gelb bzw. Grün statt Rot = 65 Kilokalorien eingespart!

Nudelauflauf mit Apfel-Schokodessert

(Familienrezept für 4 Personen)

Zutaten: 250 g Vollkorn-Bandnudeln (roh) • 1 Knoblauchzehe • 1 TL Rapsöl (4 g) • 450 g Blattspinat (frisch oder TK) – *anstatt Rahmspinat (TK)* • 300 g Erbsen (frisch oder TK) • 2 Eier (110 g) • 1 Becher Joghurt 1,5 % Fett (150 g) – *anstatt Joghurt 3,5 % Fett* • 100 g gekochter Schinken ohne Fettrand – *anstatt Salami* • Jodsalz, Pfeffer, Paprikapulver • 100 g geriebener Käse 30 % Fett i. Tr. – *anstatt Käse 45 % Fett i. Tr.*

Zubereitung: Nudeln in Salzwasser ca. 6 Minuten kochen. Gehackte Knoblauchzehe in Öl andünsten. Den Spinat zugeben, dünsten und salzen. Eier, Gewürze und Joghurt verrühren. Den in Streifen geschnittenen Schinken dazugeben. In eine Auflaufform nacheinander Nudeln, Spinat, Erbsen einschichten und geriebenen Käse überstreuen. Eier-Schinken-Masse übergießen. Im Backofen bei 180 Grad ca. 30 Minuten backen.

Zutaten für das Dessert pro Person: ½ Apfel (60 g) • 2 EL Joghurt 1,5 % Fett (40 g) – *anstatt Sahnejoghurt 10 % Fett* • 1 TL Kokosraspel (3 g) • 1 TL Instant-Kakaopulver (5 g)

Zubereitung: Apfel mit Schale klein schneiden. Joghurt mit Kokosraspeln und Kakao vermischen und über die Apfelstücke streuen. Dazu trinkt jeder 1 Glas Mineralwasser (200 ml).

Gelb bzw. Grün statt Rot = 175 Kilokalorien eingespart!

Möhren-Apfel-Gemüse mit Kartoffeln und Geflügelleber

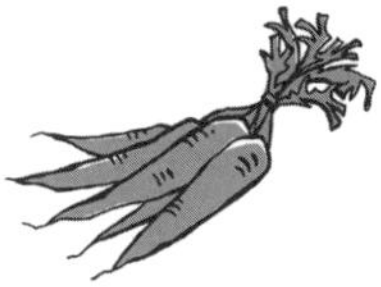

(Familienrezept für 4 Personen)

Zutaten: 750 g Möhren • etwa ⅛ l Salzwasser (Jodsalz) • 2 Äpfel (250 g) • 20 g Halbfettmargarine – *anstatt Butter oder Margarine* • 1 Bund Petersilie • Jodsalz, Pfeffer • 8 mittlere Pellkartoffeln gekocht (640 g) – *anstatt Pommes Frites* • 4 Scheiben Geflügelleber natur (360 g) – *anstatt Geflügelleber paniert* • 4 TL Rapsöl (16 g) • 1 Zwiebel natur (80 g) – *anstatt Zwiebel in Sahne gedünstet* • Kräuter nach Geschmack

Zubereitung: Möhren in dünne Scheiben schneiden und ca. 10 Minuten im Salzwasser garen. Die geschälten und in Würfel geschnittenen Äpfel dazugeben. Nach ca. 5 Minuten Margarine und Petersilie unterheben und die Mischung mit Salz und Pfeffer abschmecken.

Leber beidseitig im Rapsöl anbraten, die in Ringe geschnittene Zwiebel mitbräunen. Nach dem Braten salzen und würzen. Gedünstete Zwiebelringe über die Leberscheiben geben. Mit Kräutern nach Geschmack verzieren und mit den Pellkartoffeln servieren. Dazu trinkt jeder 1 Glas Mineralwasser (200 ml).

Gelb bzw. Grün statt Rot = 330 Kilokalorien eingespart!

Eisbergsalat mit Kartoffeln und Gulasch

(Familienrezept für 4 Personen)

Zutaten: 1 Eisbergsalat (ca. 250 g) • 2 EL Rapsöl (24 g) • 2 EL Zitronensaft • 1 TL körniger Senf • Jodsalz, Pfeffer, Kräuter • 350 g mageres Rindfleisch in Würfeln – *anstatt mittelfetten Rindfleischs* • 3 Zwiebeln, gewürfelt (240 g) • 2 EL Weizenvollkornmehl (20 g) • 100 ml Wasser – *anstatt Sahne* • 1 kleine Dose Champignons (170 g Abtropfgewicht) • 4 abgezogene und gewürfelte Tomaten (300 g) • Paprikapulver, Pfeffer, Jodsalz

Zubereitung: Salat waschen, schleudern und klein zupfen. Aus Öl, Zitronensaft, Senf sowie den Gewürzen und Kräutern eine Marinade bereiten und über die Salatblätter gießen.

Das restliche Öl erhitzen und die Fleischwürfel darin von allen Seiten braun anbraten. Die Zwiebelwürfel dazugeben und glasig dünsten, das Mehl mit anschwitzen. Wasser, Jodsalz und Pfeffer dazugeben und das Fleisch zugedeckt gar schmoren. Gegen Ende der Garzeit Champignons und Tomaten hinzufügen, mit Gewürzen und Salz abschmecken. Dazu gibt es pro Person 1½ gekochte Vollkornknödel (150 g) und 1 Glas Mineralwasser (200 ml).

Gelb bzw. Grün statt Rot = 100 Kilokalorien eingespart!

Blattspinat mit Kartoffelschnee und Fischstäbchen

(Familienrezept für 4 Personen)

Zutaten: 2 Pakete Blattspinat (800 g) frisch oder TK – *anstatt Rahmspinat* • Jodsalz, Pfeffer • Gemüsebrühe • 800 g Kartoffeln • 12 Fischstäbchen TK (360 g) im Backofen zubereitet – *anstatt Fischstäbchen in Öl gebraten*

Zubereitung: Tiefgekühlten Spinat im Topf bei mittlerer Hitze auftauen. Mit Jodsalz, Pfeffer und Gemüsebrühe abschmecken. Kartoffeln in Salzwasser kochen und anschließend durch die Kartoffelpresse drücken. Die Fischstäbchen nach Packungsanweisung im Backoffen zubereiten. Dazu trinkt jeder 1 Glas Apfelsaftschorle (200 ml), bestehend aus 50 ml reinem Apfelsaft und 150 ml Mineralwasser – *anstatt Apfelfruchtsaftgetränk 200ml*

Gelb bzw. Grün statt Rot = ca. 220 Kilokalorien eingespart!

Bohnensuppe mit Paprika und Vollkornbrötchen

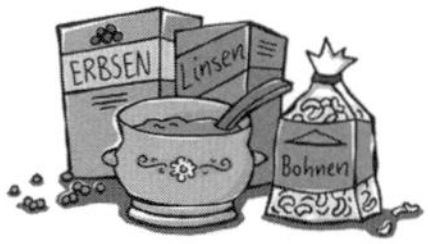

(Familienrezept für 4 Personen)

Zutaten: 1 Dose weiße Bohnen (400g) • 800ml Gemüsebrühe • 1 Gemüsezwiebel (200g) • 2 EL Rapsöl (24g) • 2 kleine rote und grüne Paprika (200g) • 5 EL Tomatenmark (100g) • 2 kleine Knoblauchzehen • 1 Becher saure Sahne 10% Fett (150g) – *anstatt Sahne 30% Fett* • Jodsalz, Pfeffer, Paprikapulver

Zubereitung: Die abgetropften Bohnen in der Gemüsebrühe erhitzen. Zwiebel und Paprika in Streifen schneiden und mit fein gehacktem Knoblauch in Rapsöl andünsten. Mit dem Tomatenmark und Paprikapulver in die Suppe geben und ca. 30 Minuten köcheln lassen. Zum Schluss die saure Sahne dazugeben, mit Jodsalz und Pfeffer abschmecken. Dazu gibt es pro Person 1 Vollkornbrötchen (60g) – *anstatt 1 Käsebrötchen* – und 1 Glas Apfelsaftschorle (200ml), bestehend aus 50ml reinem Apfelsaft und 150ml Mineralwasser – *anstatt 1 Dose Cola.*

Gelb bzw. Grün statt Rot = 315 Kilokalorien eingespart!

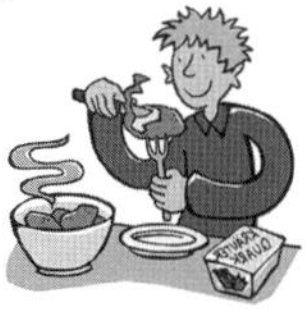

Ofenkartoffeln mit Kräuterquark

(Familienrezept für 4 Personen)

Zutaten: 800g Kartoffeln im Backofen zubereitet – *anstatt Kartoffelspalten frittiert* • 3 EL Rapsöl (36g) • Jodsalz, Pfeffer, Kräuter (z.B. Majoran, Kümmel, Rosmarin) • 1 Becher Magerquark (250g) – *anstatt Sahnequark 40% Fett* • 2 Becher Joghurt 1,5% Fett (300g) – *anstatt Vollmilchjoghurt 3,5% Fett* • 2 EL fettarme Milch 1,5% Fett (30ml) – *anstatt Vollmilch 3,5% Fett* • 1 EL Mineralwasser • 7 EL frische Kräuter (z.B. Petersilie, Schnittlauch), Jodsalz, Pfeffer, Paprikapulver

Zubereitung: Ungeschälte Kartoffeln gut waschen, abtrocknen und der Länge nach durchschneiden. Das Öl mit Jodsalz, Pfeffer und den Kräutern verschlagen. Kartoffeln mit der Schnittfläche auf ein mit Backpapier ausgelegtes Blech setzen. Die Schale mit dem gewürzten Öl bepinseln. Bei 180 bis 200 Grad ca. 30 Minuten im Ofen backen.

Den Quark gründlich mit dem Joghurt, der Milch und dem Mineralwasser verrühren, die frischen Kräuter dazugeben und alles mit Salz, Pfeffer und Paprikapulver abschmecken. Dazu trinkt jeder 1 Tasse Kräutertee (z. B. Fencheltee, 150 ml)

Gelb statt Rot = ca. 200 Kilokalorien eingespart!

Gemüse-Bolognese mit Vollkornspaghetti

(Familienrezept für 4 Personen)

Zutaten: kein Fleisch – *anstatt Gehackten halb und halb* • 2 kleine Zwiebeln (80 g) • 10 g Margarine • 3 Möhren (300 g) • 1 Stange Lauch (150 g) • 1 Paprikaschote (150 g) • 300 g Tomaten (ca. 4 Stück) oder 1 kleine Dose gewürfelte Tomaten (Einwaage 400 g) • 1 kleine Dose Tomatenmark (75 g) • 1 Dose Mais (280 g) • 50 ml Gemüsebrühe • Jodsalz, Pfeffer und Kräuter (z. B. Oregano, Basilikum, Thymian)

Zubereitung: Abgezogene Zwiebeln würfeln und in der Margarine glasig dünsten. Möhren putzen, in feine Scheiben schneiden und 5 Minuten mitdünsten. Lauchringe, Paprikawürfel, Tomatenwürfel mit Flüssigkeit, Tomatenmark, abgetropftem Mais und Gemüsebrühe zugeben. Alles zusammen für weitere 5 Minuten garen. Danach würzen. Dazu gibt es für jede Person 80 g gekochte Vollkornspaghetti und 1 Glas Mineralwasser oder Früchte- bzw. Kräutertee (200 ml).

Grün statt Rot = 250 Kilokalorien eingespart!

Nudel-Brokkoli-Auflauf

(Familienrezept für 4 Personen)

Zutaten: 125 g Spiral-Vollkornnudeln, roh • Jodsalzwasser • 650 g Brokkoli • ¼ Becher saure Sahne 10 % Fett (35 g) – *anstatt Sahne 30 % Fett* • ½ Glas fettarme Milch 1,5 % Fett (100 ml) – *anstatt Vollmilch 3,5 % Fett* • 150 ml Brokkoli-Gemüsewasser • 1 kleines Ei (50 g) • 40 g Käse 30 % Fett i. Tr. – *anstatt Käse 45 % Fett i. Tr.* • Jodsalz, Pfeffer und Curry

Zubereitung: Nudeln bissfest garen. Den Brokkoli in Salzwasser in ca. 7 Minuten halbgar kochen. Gekochte Nudeln und Brokkoli schichtweise in eine gefettete Auflaufform füllen. Saure Sahne, Milch, Brokkoliwasser, Ei und Gewürze miteinander verrühren und über den Auflauf gießen. Zuletzt den geriebenen Käse darüberstreuen. Im vorgeheizten Ofen bei

200 Grad ca. 30 Minuten backen. Dazu gibt es pro Person 15 Kirschen (90 g) oder anderes frisches Obst – *anstatt 1 Eis am Stiel* – sowie 1 Glas Obstsaftschorle (200 ml), bestehend aus 50 ml reinem Obstsaft und 150 ml Mineralwasser – *anstatt Zitronenlimonade.*

Gelb bzw. Grün statt Rot = ca. 300 Kilokalorien eingespart!

Fisch-Gemüse-Auflauf

(Familienrezept für 4 Personen)

Zutaten: 600 g Seelachs- oder Kabeljaufilet – *anstatt Lachsfilet* • 2 EL Zitronensaft • 100 g Lauch • 100 g tiefgekühltes Erbsen-Möhren-Gemüse • 200 g tiefgekühltes Mischgemüse (z.B. Brokkoli, Paprika)

Zutaten für die Soße: 2 Becher Joghurt 1,5 % Fett (300 g) – *anstatt Joghurt 3,5 % Fett* • ½ Becher saure Sahne 10 % Fett (75 g) – *anstatt Crème fraîche 30 % Fett* • 1 kleine Dose gewürfelte Tomaten (300 g) • 1 EL Tomatenmark (20 g)

Zubereitung: Fischfilet mit Zitronensaft beträufeln und einige Minuten ziehen lassen. Dann Filet in Stücke schneiden. Lauch in Ringe schneiden, mit etwas Wasser andünsten und mit Erbsen-Möhrengemüse oder Mischgemüse vermengen. Den Fisch mit dem Gemüse mischen und in eine Auflaufform geben. Für die Soße die Zutaten verrühren und über die Fisch-Gemüse-Mischung gießen. Im Backofen bei 180 Grad ca. 30 bis 40 Minuten auf der mittleren Schiene backen. Dazu gibt es pro Person 2 gekochte Pellkartoffeln (160 g) und 1 Glas Obstsaftschorle (200 ml), bestehend aus 50 ml reinem Obstsaft und 150 ml Mineralwasser – *anstatt Orangenfruchtsaftgetränk (z.B. Capri-Sonne).*

Gelb bzw. Grün statt Rot = 300 Kilokalorien eingespart!

Thunfisch-Gemüse-Pizza

(Familienrezept für 8 Stücke)

Zutaten für den Teig: 500 g Weizenmehl Typ 1050 • 2 Päckchen Trockenhefe (15 g) • ca. 300 ml warmes Wasser • 1 EL Öl (12 g) • 1 Prise Zucker • ½ TL Jodsalz

Zutaten für die Soße: 1 Dose Pizzatomaten (400 g) • 3 EL Tomatenmark (60 g) • Oregano • Jodsalz, Pfeffer • Knoblauch

Zutaten für den Belag: 1 Zwiebel (80 g) • 200 g Champignons • 2 kleine Paprika (150 g) • 250 g Brokkoli oder Blattspinat oder Zucchini • 1 kleine Dose Mais (150 g) • 250 g geriebener Käse 30 % Fett i. Tr. – *anstatt Käse 45 % Fett i. Tr.* • 2 Dosen Thunfisch in Wasser (300 g) – *anstatt Thunfisch in Öl*

Zubereitung: Das Mehl in eine Schüssel geben. Hefe, Wasser, Öl, Zucker und Salz hinzugeben und mit dem Knethaken so lange rühren, bis der Teig sich vom Schüsselrand löst. Zugedeckt 30 Minuten gehen lassen, bis er ungefähr doppelt so groß ist. Den Teig nochmals durchkneten und auf einem Blech auf Backpapier ausrollen.

Für die Soße die Zutaten zu einer Tomatensoße kochen, abkühlen lassen und auf dem Teig verteilen.

Für den Belag Zwiebel, Champignons, Zucchini und Paprika klein schneiden, Brokkoli in Röschen zerteilen und mit dem Mais und dem Thunfisch auf dem Teig verteilen, Käse darüberstreuen und 10 Minuten gehen lassen. Die Pizza im Backofen bei 220 Grad ca. 30 bis 40 Minuten auf der mittleren Schiene backen. Dazu gibt es pro Person 10 Scheiben Gurke (100 g) und 1 Glas Mineralwasser (200 ml) – *anstatt Malzbier*.

Gelb bzw. Grün statt Rot = 300 Kilokalorien eingespart!

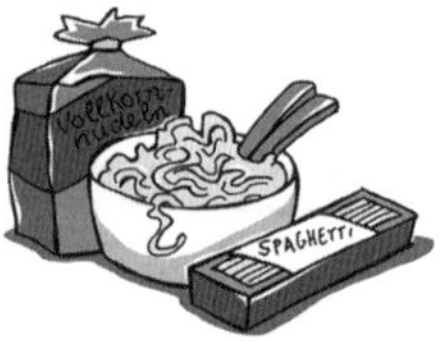

Eisberg-Orangensalat mit Vollkornnudeln und Putenschnitzel

(Familienrezept für 4 bis 6 Personen)

Zutaten: 1 Becher Joghurt 1,5 % Fett (150 g) – *anstatt Joghurt 3,5 % Fett* • 1 Orange (150 g) • 1 Kopf Eisbergsalat (250 g) • 2 EL Zitronensaft • Jodsalz • 1 TL Zucker • 4 kleine Putenschnitzel natur (320 g) – *anstatt Putenschnitzel paniert* • 2 Schuss Mineralwasser

Zubereitung: Eisbergsalat klein zupfen, Orange in Stücke schneiden und das Weiße entfernen. Aus Joghurt, Zitronensaft, Salz und Zucker ein Dressing herstellen und über die Salat-Orangen-Mischung geben.

Die Putenschnitzel in eine heiße beschichtete Pfanne legen und auf beiden Seiten kräftig anbraten und jeweils mit einem Schuss Mineralwasser ablöschen. Dazu gibt es gekochte Vollkornnudeln (320 g) mit Ketchup (60 g) und pro Person 1 Glas Mineralwasser (200 ml).

Gelb statt Rot = 130 Kilokalorien eingespart!

Dinkel-Gemüse-Bratlinge mit Apfelmus

(Familienrezept für 4 Personen)

Zutaten: kein Fleisch – *anstatt Frikadellen aus Gehacktem halb und halb* • 150 g grob geschrotetes Dinkelgetreide • 150 g Gemüse (z. B. Zucchini und Möhren) • 350 ml Gemüsebrühe • 1 Zwiebel (80 g) • 2 kleine Eier (100 g) • 75 g Haferflocken • Paprikapulver, Curry, Jodsalz, Pfeffer, Kräuter • 2 EL Rapsöl (24 g)

Zutaten für das Apfelmus: 4 Äpfel (500 g) – *anstatt fertigen Apfelmuses mit Zucker* • etwas Wasser • Zimt nach Geschmack

Zubereitung: Dinkelschrot in Gemüsebrühe kurz aufkochen und auf der ausgeschalteten Herdplatte weitere 20 Minuten ziehen lassen. Gemüse grob raspeln, Zwiebel würfeln. Mit den Eiern, Haferflocken und Gewürzen unter das Dinkelschrot rühren. Puffer formen und im Rapsöl in der Pfanne ausbacken.

Für das Mus Äpfel schälen und klein schneiden. Mit etwas Wasser in einen Topf geben. Kurz aufkochen lassen und bei kleiner Stufe weiter köcheln lassen, bis die Apfelstücke anfangen zu zerfallen. Mit Zimt abschmecken. Nach Belieben mit einem Pürierstab zu Mus verarbeiten oder als Stücke verzehren. Dazu trinkt jeder 1 Glas Mineralwasser (200 ml) – *anstatt Eistee.*

Grün statt Rot = ca. 350 Kilokalorien eingespart!

Rotes Linsengemüse

(Familienrezept für 4 Personen)

Zutaten: 2 kleine Zwiebeln (80 g) • 1 Knoblauchzehe • 1 EL Rapsöl (12 g) • 250 g Rote Linsen • 500 ml Gemüsebrühe • 250 g Möhren – *anstatt Mettwurst* • 1 Stange Lauch (150 g) • Jodsalz, Cayennepfeffer, Thymian • etwas Honig und 1 Bund Schnittlauch

Zubereitung: Zwiebeln und Knoblauchzehen abziehen und fein würfeln. Öl in einem Topf erhitzen, Zwiebel- und Knoblauchwürfel darin dünsten, Linsen und Gemüsebrühe zugeben und im geschlossenen Topf bei schwacher Hitze ca. 5 Minuten kochen lassen. In der Zwischenzeit Möhren und Lauch putzen und waschen. Möhren schälen und in feine Scheiben schneiden. Lauch in Ringe schneiden. Möhrenscheiben und Lauchringe zu den Linsen geben und weitere 10 Minuten garen. Das Gemüse mit Salz, Cayennepfeffer, Thymian und Honig abschmecken. Schnittlauch waschen, trocken tupfen, in feine Röllchen schneiden und über das Linsengemüse streuen. Dazu gibt es pro Person 1 Apfel (125 g) – *anstatt 1 Schokoriegels* – und 1 Glas Mineralwasser (200 ml).

Grün statt Rot = ca. 425 Kilokalorien eingespart!

Tomatenfisch mit Kartoffelpüree

(Familienrezept für 4 Personen)

Zutaten: 600 g Seelachs- oder Kabeljaufiletfilet, natur – *anstatt paniert* • 700 ml passierte Tomaten • 2 EL Rapsöl (24 g) • 2 kleine Zwiebeln (80 g) • ¼ Becher saure Sahne 10 % Fett (35 g) – *anstatt saurer Sahne 30 % Fett* • Jodsalz, Pfeffer • Thymian • Zucker • Zitronensaft

Zutaten für das Püree: 500 g geschälte und gekochte Kartoffeln • 125 ml fettarme Milch 1,5 % Fett – *anstatt Vollmilch 3,5 % Fett* • 20 g Halbfettmargarine – *anstatt Butter oder Margarine* • Jodsalz • Muskatnuss

Zubereitung: Fisch waschen und in Würfel schneiden, mit Zitronensaft und Jodsalz würzen. Die abgezogenen Zwiebeln fein hacken, in Rapsöl andünsten; Tomaten zugeben. Mit Jodsalz, Gewürzen und einer Prise Zucker abschmecken und 10 Minuten köcheln lassen. Den Fisch und die saure Sahne hineingeben und nochmals 10 Minuten garen. Nach Bedarf nachwürzen.

Für das Püree die heißen Kartoffeln zerstampfen, mit Milch und Margarine glatt rühren. Mit Jodsalz und Muskat abschmecken. Dazu trinkt jeder 1 Glas Mineralwasser (200 ml).

Grün bzw. Gelb statt Rot = 220 Kilokalorien eingespart!

Tomaten-Basilikum-Omelett mit Vollkorntoast und Apfeljoghurt

(Familienrezept für 4 Personen)

Zutaten: 4 Tomaten (300 g) • 4 Eier (220 g) • 4 TL fettarme Milch 1,5 % Fett (28 g) – *anstatt Sahne 30 % Fett* • 4 TL Rapsöl (16 g) • Jodsalz, Pfeffer • etwas Zitronensaft • frische Petersilie • Schnittlauch • einige Blätter Basilikum

Zutaten für den Joghurt: 1 großer Becher Naturjoghurt 1,5 % Fett (250 g) – *anstatt Joghurt natur 3,5 % Fett* • 1 EL Zucker oder Honig (15 g) – *anstatt geschlagener Sahne* • 1 bis 2 Äpfel (200 g) • etwas Zitronensaft • eventuell Zimt

Zubereitung: Tomaten in dünne Scheiben schneiden. Eier mit Milch, Salz, Pfeffer, frischen klein geschnittenen Kräutern und Zitronensaft kräftig verschlagen. Rapsöl in einer beschichteten Pfanne erhitzen. Das Ei-Kräuter-Gemisch in die Pfanne hineingeben und stocken lassen, zwischendurch die Pfanne rütteln, damit die Eimasse weiter stocken kann. Nach 5 Minuten die Tomatenscheiben und Basilikumblätter auf das Omelett geben und weitere 5 Minuten auf kleiner Stufe durchziehen lassen.

Für den Apfeljoghurt Joghurt mit Zucker oder Honig und Zitronensaft vermischen. Die Äpfel waschen, schälen, grob raspeln, unter den Joghurt heben. Nach Belieben mit Zimt bestreuen.

Dazu gibt es pro Person 2 Scheiben Vollkorntoast (60 g) – *anstatt Toastbrot getoastet* – und 1 Glas Obstsaftschorle (200 ml), bestehend aus 50 ml reinem Obstsaft und 150 ml Mineralwasser.

Gelb bzw. Grün statt Rot = 110 Kilokalorien eingespart!

Bunter Salat mit Backofen-Pommes frites und Hähnchenbrustfilet

(Familienrezept für 4 Personen)

Zutaten: ½ Kopf Weißkohl (200 g) • 1 rote und 1 grüne Paprika (je 150 g) • 1 Möhre (100 g) • 1 kleine Dose Maiskörner (150 g) • 2 EL Rapsöl (24 g) • 2 EL Weizenkeime (20 g) – *anstatt Croutons in Fett gebacken* • 4 EL Kräuteressig (60 g) • Jodsalz, Pfeffer

Zubereitung: Weißkohl fein schneiden, Karotte grob raspeln, Paprika in kleine Würfel schneiden und alles mit den Maiskörnern vermengen. Öl dazugeben, vermengen und mit Kräuteressig, Jodsalz und Pfeffer abschmecken. Weizenkeime darüberstreuen. Dazu gibt es pro Person 1 Portion Backofen-Pommes frites (150 g) auf Backpapier im Backofen gegart – *anstatt Pommes frites aus der Fritteuse* – und 1 kleines Hähnchenbrustfilet natur ohne Fett gebraten (80 g) – *anstatt Geflügel-Dippers in Backteig und in Öl gebraten.* Außerdem gibt es für jeden 1 Becher (150 g) fettarmen Fruchtjoghurt 1,5 % Fett – *anstatt Vollmilch-Fruchtjoghurt 3,5 % Fett* – und 1 Glas Mineralwasser (200 ml).

Gelb bzw. Grün statt Rot = 330 Kilokalorien eingespart!

Ein Essen im Fast-Food-Restaurant

(für 1 Person)

Ein Menü besteht aus: 1 (Standard-)Burger (103 g) – *anstatt 1 Maxiburger (212 g)* • als Beilage Salat – *anstatt Pommes* • 1 Glas Mineralwasser (200 ml) – *anstatt Cola*

Gelb bzw. Grün statt Rot = ca. 500 Kilokalorien eingespart!

Fisch im roten Rock

(Familienrezept für 4 Personen)

Zutaten: 300 g Naturreis – *anstatt Pommes frites aus der Fritteuse* • ¾ l Wasser • 1 TL Jodsalz • 500 g Seelachsfilet – *anstatt Backfisch gebraten* • 2 EL Zitronensaft • 1 Bund Frühlingszwiebeln • 1 Stange Porree • 2 EL Rapsöl • ¼ l Wasser • 3 EL Tomatenmark • 1 TL Brühpulver • 1 TL Mehl • Salz, Pfeffer, Paprikapulver • Zucker • 4 EL geriebener Käse

Zubereitung: Das Wasser für den Reis zum Kochen aufsetzen. Den Reis nach der Packungsanleitung kochen. In der Zwischenzeit den Fisch vorbereiten. Den Fisch waschen und trocken tupfen. Den Fisch in kleine Stücke schneiden und auf den Teller legen. Nun den Fisch mit Zitronensaft begießen. Die Frühlingszwiebeln und den Porree in dünne Ringe schneiden und gründlich waschen. Nach 20 bis 30 Minuten Kochzeit den Reis vom Herd nehmen. Das Öl in der Pfanne erhitzen und die Frühlingszwiebeln und den Porree darin andünsten. Für die Soße das Wasser zusammen mit Tomatenmark, Gemüsebrühe, Mehl, Salz und Paprikapulver in eine Rührschüssel geben. Alles miteinander verrühren und über das Gemüse geben. Anschließend kurz aufkochen lassen. Dazu trinkt jeder 1 Glas Mineralwasser (200 ml) – *anstatt Eistee.*

Gelb statt Rot = 360 Kalorien eingespart!

Überbackene Spinatkartoffeln

(Familienrezept für 4 Personen)

Zutaten: 450 g Blattspinat – *anstatt Rahmspinat* • 6 bis 7 mittelgroße Kartoffeln (800 g) • 1 Dose Mais (140 g) • 2 Tomaten • 300 g Hähnchenbrustfilet – *anstatt Schweinegehacktes* • 2 EL Rapsöl • 2 EL saure Sahne – *anstatt Crème fraîche 30 % Fett* • 125 g geriebener Käse 40 % Fett • 1 TL Halbfettmargarine – *anstatt Margarine 80 % Fett*

Zubereitung: Die Kartoffeln mit der Schale in Salzwasser ungefähr 30 bis 40 Minuten kochen. Mais abtropfen lassen. Tomaten waschen und in Würfel schneiden. Das Hähnchenbrustfilet ebenfalls in kleine Würfel oder in Streifen schneiden. Die Hähnchenwürfel rundherum in einer Pfanne anbraten und mit 2 bis 3 Prisen Jodsalz und Pfeffer würzen. Die gekochten Kartoffeln abgießen und halbieren, ohne die Schale zu entfernen, und mit der Schnittfläche nach oben in die Auflaufform legen. Darauf die Spinat-Hähnchenmasse verteilen und mit dem Käse bestreuen. Den Backofen auf 200 Grad vorheizen und die Auflaufform auf der mittleren Schiene platzieren. Für 10 bis 15 Minuten backen, bis der Käse geschmolzen ist. Dazu trinkt jeder 1 Glas Obstsaftschorle (200 ml) aus $\frac{1}{3}$ Saft und $\frac{2}{3}$ Wasser – *anstatt Limonade.*

Gelb bzw. Grün statt Rot = 240 Kalorien eingespart!

Mung-Dal-Suppe mit Tomaten

(Familienrezept für 4 Personen)

Zutaten: 250 g Mung-Dal (rote Linsen) • 3 Lorbeerblätter – *anstatt zusätzlicher Mettwürstchen (400 g)* • 2 TL Salz • 1 EL Rapsöl • je 1 TL schwarze Senfkörner und Kreuzkümmel ganz • 2 zerbröselte Chilis • 2 TL geriebener Ingwer oder Ingwerpulver • 1 TL Turmeric • 5 mittelgroße gewaschene und klein geschnittene Tomaten • 2 EL Zitronensaft • gekörnte Gemüsebrühe

Zubereitung: Den Dal (rote Linsen) auslesen und ungewaschen auf mittlerer Flamme erhitzen und unter ständigem Rühren anrösten, bis die meisten Dal-Linsen leicht gebräunt sind. Nun Dal waschen und Wasser, Lorbeerblätter sowie Salz hinzufügen. 30 Minuten kochen lassen. Wenn der Dal zu zerfallen beginnt, Rapsöl erhitzen und Senfkörner hinzugeben. Wenn sie aufhören zu springen, der Reihe nach Kreuzkümmel, Chilis, Ingwer und Turmeric hinzufügen. 20 Sekunden rösten, jetzt die Tomatenstücke hineingeben und für 2 Minuten mit einem Kochlöffel umwenden. Tomaten und Gewürze in die Suppe hineingeben und kochen lassen, bis das Dal völlig gar ist. Dal mit Zitronensaft und gekörnter Brühe abschmecken und servieren. Dazu kann ein 1 Glas kalter Früchtetee (200 ml) getrunken werden – *anstatt Eistee.*

Gelb bzw. Grün statt Rot = 615 Kalorien eingespart

7.4 Zwischenmahlzeit am Nachmittag

Früchte-Joghurt-Speise

(Familienrezept für 4 Personen)

Zutaten: Joghurt 1,5 % Fett (500 g) – *anstatt Joghurt 3,5 % Fett* • ½ Tasse Milch 1,5 % Fett (75 ml) – *anstatt Vollmilch 3,5 % Fett* • 3 EL Zucker (45 g) • 2 EL Zitronensaft (30 g) – *anstatt geschlagener Sahne zum Unterheben* • 250 g Früchte (z. B. Erdbeeren)

Zubereitung: Erdbeeren mit Zucker und Zitronensaft pürieren. Joghurt und die pürierten Früchte untermischen. Auch ohne geschlagene Sahne eine Köstlichkeit! Dazu gibt es pro Person 1 Vollkorn-Zwieback (10 g) und 1 große Tasse Früchte- oder Kräutertee (200 ml).

Gelb statt Rot = 170 Kilokalorien eingespart!

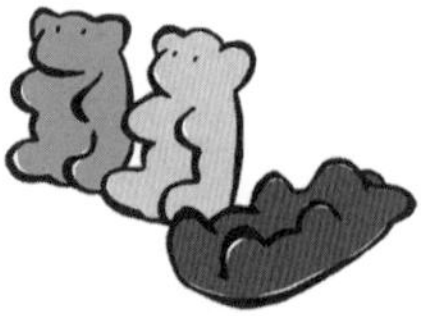

Obst und Gummibärchen

(für 1 Portion)

Zutaten: 125 g Obst (z. B. 1 Apfel oder 1 Birne oder 1 Nektarine oder 10 Erdbeeren oder 3 Aprikosen usw.) • 15 Gummibärchen (30 g) – *anstatt Schokolade*

Dazu trinkt man 1 Glas Obstsaftschorle (200 ml), bestehend aus 50 ml reinem Obstsaft und 150 ml Mineralwasser – *anstatt Eistee.*

Gelb statt Rot = ca. 100 Kilokalorien eingespart!

Blaubeer-Muffins

(Familienrezept für 14 Muffins)

Zutaten: 120 g Weizenvollkornmehl • 140 g Weizenmehl Typ 550 • 2 TL Backpulver • Schale und 80 ml Saft von 1 unbehandelten Orange • 1 Ei (55 g) • 9 EL Zucker (130 g) • 3 EL Rapsöl (36 g) • 1 Glas Buttermilch (200 ml) – *anstatt Sahne 30 % Fett* • 200 g Heidelbeeren (frisch oder tiefgekühlt) • Muffinförmchen aus Papier

Zubereitung: Beide Mehlsorten und Backpulver in eine Schüssel geben. Orange waschen, trocknen; Schale mit einer Reibe abreiben. Zu den vorbereiteten Zutaten geben und alles vermischen. Das Ei in eine Rührschüssel geben, mit dem Rührstab kurz verquirlen. Den Zucker hinzufügen und cremig schlagen. Das Öl zugießen, dabei die Masse weiterschlagen. Dann Buttermilch zugießen und alles gut verschlagen. Das Mehlgemisch in die Rührschüssel geben. Alles mit dem Handrührgerät nur eine Minute verrühren, sonst wird der Teig zäh. Die frischen oder tiefgefrorenen Beeren abwaschen und gut auf einem Küchenkrepp abtropfen lassen. Die Beeren zum Teig geben und mit einem Teigschaber vorsichtig unterheben. Den Backofen auf 180 Grad vorheizen. Papier-Muffinförmchen nebeneinander auf ein Backblech setzen und zur Hälfte mit Teig füllen. Anschließend auf der mittleren Schiene des Backofens bei 175 Grad 20 bis 25 Minuten backen. Dazu trinkt jeder 1 große Tasse Früchte- oder Kräutertee (200 ml).

Gelb statt Rot = 75 Kilokalorien eingespart!

Apfel-Hefe-Kuchen vom Blech

(Familienrezept für ca. 12 Stücke)

Zutaten: 250 g Weizenvollkornmehl • ½ Päckchen Frischhefe oder Trockenhefe (20 g) • 1 EL Zucker (15 g) • 125 ml Milch 1,5 % Fett – *anstatt Milch 3,5 % Fett* • 3 EL Wasser • 40 g Margarine • 1 Prise Jodsalz

Zutaten für den Belag: 2 EL Milch 1,5 % (30 g) • 1.200 g Äpfel

Zutaten für den Guss: 2 Eier (110 g) • 2 Becher Joghurt 1,5 % Fett (300 g) – *anstatt Sahnejoghurt 10 % Fett* • 1 EL Zucker (15 g)

Zubereitung: Hefeteig wie üblich zubereiten und auf dem Backblech ausrollen. Die Äpfel schälen, vierteln, Kerngehäuse entfernen und in Scheiben schneiden. Den Teig nach dem Aufgehen mit der Milch bestreichen und die Äpfel darauf schichten. Für den Guss Eier mit Joghurt und Zucker verquirlen, über die Äpfel gießen. Bei 175 Grad ca. 30 bis 40 Minuten auf der mittleren Schiene backen. Dazu trinkt jeder 1 große Tasse Früchte- oder Kräutertee ohne Zucker (200 ml).

Gelb statt Rot = 25 Kilokalorien eingespart!

Schnelles für zwischendurch

(1 Portion)

1 Müsliriegel mit Frucht (25 g) und 1 Stück Obst (125 g) – *anstatt Müsliriegel mit Schokoladenstückchen*

Gelb bzw. Grün statt Rot = 25 Kilokalorien eingespart!

4 Vollkornkekse (20 g) und 1 Birne (150 g) – *anstatt 2 große Doppelkekse*

Gelb bzw. Grün statt Rot = 85 Kilokalorien eingespart!

1 großer Becher Fruchtjoghurt 1,5 % (250 g) – *anstatt Fruchtjoghurt 3,5 %*

Gelb statt Rot = 95 Kilokalorien eingespart!

1 Wassereis, z. B. Wassereis Zitrone – *anstatt 1 Milchspeiseeis mit Schokolade*

Gelb statt Rot = 190 Kilokalorien eingespart!

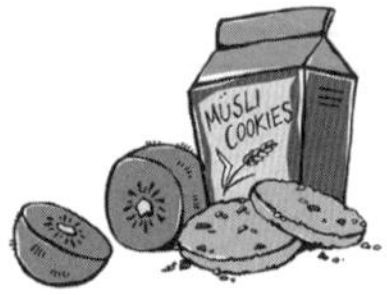

3 Müslizwiebäcke (30 g) und 1 Stück Obst (125 g) – *anstatt 1 Stück Schokoladen-Sahne-Torte*

Gelb bzw. Grün statt Rot = 280 Kilokalorien eingespart!

1 Glas Früchtemixmilch aus fettarmer Milch (250 ml) – *anstatt Schoko-Milchshake von McDonald's*

Gelb statt Rot = 175 Kilokalorien eingespart!

1 Banane (150 g) und 1 Lakritzschnecke (15 g) – *anstatt 1 Schokoriegel mit Erdnuss und Karamell (60 g)*

Gelb bzw. Grün statt Rot = 156 Kilokalorien eingespart!

1 Handvoll Studentenfutter (25g) – *anstatt Chips oder Flips (50g)*

Gelb statt Rot = 145 Kilokalorien eingespart!

7.5 Kalte Hauptmahlzeit: Das Abendessen

Die folgenden Rezepte können auch für ein kaltes Mittagessen verwendet werden, wenn die warme Mahlzeit auf den Abend verlegt wird.

Gurkensalat mit Schinken-Mehrkornbrot

(Familienrezept für 4 Personen)

Zutaten: 1 große Salatgurke, geschält (500g) • 1 EL Rapsöl (12g) • 1 EL saure Sahne 10 % Fett (20g) – *anstatt Schlagsahne 30 % Fett* • 1 EL Zitronensaft (15g) • 1 kleine Zwiebel, gehackt (40g) • 1 Bund Schnittlauch oder Petersilie • Gewürze nach Geschmack • 6 Scheiben Mehrkornbrot (70g) – *anstatt Croissant* • 8 TL Senf, Ketchup oder Tomatenmark (40g) • 6 Scheiben gekochter Schinken ohne Fettrand (180g) – *anstatt Kalbsleberwurst oder Teewurst*

Zubereitung: Rapsöl, saure Sahne, Zitronensaft, Zwiebel, gehackte Kräuter und Gewürze zu einer Marinade verrühren. Die Gurke in die Marinade hobeln. 1½ Scheiben Mehrkornbrot pro Person mit Senf, Ketchup oder Tomatenmark bestreichen und mit Schinken belegen. Dazu gibt es für jeden 1 Becher Fruchtjoghurt 1,5 % Fett (150g) – *anstatt Fruchtjoghurt 3,5 % Fett* – und 1 Glas Apfelschorle, bestehend aus 50ml reinem Apfelsaft und 150ml Mineralwasser.

Gelb statt Rot = 325 Kilokalorien eingespart!

Karottensuppe mit Knäckebrot

(Familienrezept für 4 Personen)

Zutaten: 1 Zwiebel (80g) • 500ml Gemüsebrühe • 2 EL Rapsöl (24g) • 10 Möhren (1.000g) • 1 Glas reiner Orangensaft (200ml) • Jodsalz, Pfeffer, Muskatnuss • ¾ Becher saure Sahne 10 % Fett (100g) – *anstatt Crème fraîche 30 % Fett*

Zubereitung: Die abgezogene Zwiebel fein hacken und mit den klein geschnittenen Karotten andünsten. Die Gemüsebrühe zugeben und 20 Minuten garen lassen. Mit einem Mixstab fein pürieren. Orangensaft und Sahne zugeben und mit etwas Jodsalz, Pfeffer und wenig Muskat abschmecken. Dazu gibt es pro Person 3 Scheiben Vollkorn-Knäckebrot (30 g), 1 Apfel oder anderes Obst (125 g) – *anstatt 1 Riegel Schokowaffel* – sowie 1 kleines Glas fettarme Milch 1,5 % Fett (100 ml) – *anstatt 1 Dose Cola.*

Gelb bzw. Grün statt Rot = 200 Kilokalorien eingespart!

Pizza-Toast mit Rohkost

(für 1 Portion)

Zutaten: 2 Scheiben Vollkorntoast (60 g) • 1 kleine Tomate (50 g) • 1 rote Paprikaschote (80 g) • 2 dünne Scheiben Schnittkäse 30 % Fett i. Tr. (50 g) – *anstatt Butterkäse 50 % Fett*

Zubereitung: Die Brotscheiben toasten, Tomaten in Scheiben und Paprikaschoten in feine Streifen schneiden. Toast mit Tomatenscheiben, Paprikastreifen und je einer Scheibe Käse belegen. Kurz im Ofen bei 200 bis 250 Grad überbacken. Dazu gibt es 1 geschälte Kohlrabi (200 g) oder andere Rohkost sowie 1 Glas Mineralwasser (200 ml) – *anstatt Orangenlimonade (z. B. Fanta).*

Gelb bzw. Grün statt Rot = 110 Kilokalorien eingespart!

Bananenschiffchen mit Möhren-Apfel-Drink

Zutaten für das Bananenschiffchen: 1 Vollkornbrötchen, z. B. Dinkel (60 g) • 1 Banane (150 g) • 1 Portion Magerquark (20 g) – *anstatt Sahnequark 40 % Fett* • 1 TL Honig (10 g) – *anstatt Nuss-Nougat-Creme*

Zutaten für den Drink: ½ Glas Möhrensaft (100 ml) • ¾ Glas reiner Apfelsaft (125 ml) • Saft von ½ Apfelsine (25 ml)

Zubereitung: Das Vollkornbrötchen halbieren; jede Hälfte mit Magerquark bestreichen. Banane halbieren und längs durchschneiden. Die Bananenstreifen auf die beiden Brötchenhälften legen und mit etwas Honig überziehen. Für den Drink alle Zutaten kräftig mixen. In ein Saftglas füllen.

Gelb statt Rot = 40 Kilokalorien eingespart!

Power-Burger und Fruchtjoghurt

(Für 1 Portion)

Zutaten: 1 Vollkornbrötchen (60 g) • 1 Salatblatt • 1 kleines Stück Gurke (40 g) • ¼ rote oder gelbe Paprika (30 g) oder Tomate • ½ Scheibe Käse 30 % Fett i. Tr. (15 g) – *anstatt Käse 45 % Fett i. Tr.* • 1 TL Tomatenmark (5 g)

Zubereitung: Gurke in dünne Scheiben, Paprika in Ringe (Tomate in Scheiben) schneiden. Das Brötchen aufschneiden. Die untere Hälfte mit Tomatenmark bestreichen. Danach mit Salatblatt, Käse, Gurkenscheiben und Paprikaringen bzw. Tomatenscheiben belegen. Mit der oberen Hälfte zuklappen.

Dazu gibt es 1 großen Becher Fruchtjoghurt 1,5 % Fett (200 g) – *anstatt Sahnejoghurt auf Frucht* – sowie 1 Glas Mineralwasser (200 ml) – *anstatt Orangenlimonade.*

Gelb bzw. Grün statt Rot = 250 Kilokalorien eingespart!

Bunter Kartoffelsalat mit Toast

(Familienrezept für 4 Personen)

Zutaten: 400 g gekochte feste Pellkartoffeln • 100 g Gemüsemais oder 1 großer Apfel (150 g) • 2 Gewürzgurken (100 g) • 2 Tomaten (150 g) • 2 kleine Zwiebeln (80 g)

Zutaten für die Marinade: 1 hart gekochtes Ei (55 g) – *anstatt Mayonnaise 80 % Fett* • ½ TL Senf (3 g) – *anstatt 3 EL Sahne 30 % Fett (45g)* • 1½ EL Raps- oder Olivenöl (18 g) • 3 EL Kräuteressig (45 g) • etwas Gurkenwasser, Jodsalz, Pfeffer, etwas Zucker • gehackte Petersilie und Schnittlauch

Zubereitung: Gepellte Kartoffeln, Gurken und Tomaten in Würfel schneiden. Zwiebel schälen; Paprikaschoten fein würfeln. Alle Zutaten zusammen mit dem Mais oder dem geraspelten Apfel in einer Schüssel mischen.

Für die Marinade das Ei halbieren. Das Eigelb herausnehmen und mit einer Gabel zerdrücken. Das Eiweiß fein würfeln und zu den anderen Zutaten in die Schüssel geben. Das Öl nach und nach unter das zerdrückte

Eigelb mischen. Dann mit Senf, Salz, Zucker, Essig, Pfeffer und Gurkenwasser pikant abschmecken. Zum Salat geben und gut durchmischen. Kräuter unterheben. Den Salat 30 Minuten durchziehen lassen. Dazu gibt es für jeden 2 Scheiben Vollkorntoast (60 g), 1 Orangenwassereis – *anstatt 1 Schokoeis* – sowie 1 Glas Mineralwasser (200 ml).

Gelb statt Rot = 300 Kilokalorien eingespart!

Roggenvollkornbrot mit Grünkernaufstrich und Milchshake

(Familienrezept für 4 Personen)

Zutaten: 40 g fein gemahlener Grünkern • 80 ml Gemüsebrühe • ½ kleine Zwiebel (20 g) • 1 EL Rapsöl (12 g) • evtl. 1 Knoblauchzehe • Kräuter (z. B. Basilikum, Kerbel, Estragon, Petersilie, Liebstöckel) • 40 g Margarine • 1 TL Zitronensaft (5 g) • Senf • Pfeffer, Muskatnuss, Jodsalz

Zutaten für das Brot: 6 Scheiben Roggenvollkornbrot (300 g) • 4 Tomaten in Scheiben (280 g)

Zubereitung: Grünkern in Gemüsebrühe aufkochen und erkalten lassen. Geschälte Zwiebel würfeln und in dem Öl glasig dünsten. Die Knoblauchzehe zerdrücken. Kräuter waschen und fein hacken. Grünkern mit der Margarine und den restlichen Zutaten mischen und abschmecken.

Pro Person 1½ Scheiben Roggenvollkornbrot mit 1 Portion Grünkernaufstrich – *anstatt Salami (50 g)* – bestreichen und mit Tomatenscheiben belegen. Dazu gibt es 1 Glas Mixmilch (200 ml), bestehend aus 150 ml fettarmer Milch 1,5 % Fett und 50 ml reinem Obstsaft – *anstatt aus 2 Teilen Vollmilch 3,5 % Fett und 1 Teil Obstnektar*.

Grün bzw. Gelb statt Rot = 155 Kilokalorien eingespart!

Möhren-Apfel-Rohkost mit Frischkäsebrot

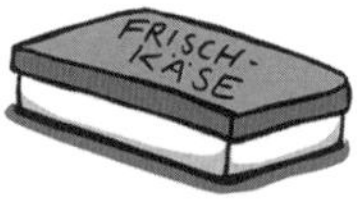

(Familienrezept für 4 Personen)

Zutaten: 6 Möhren (600 g) • 2 Äpfel (250 g) • 2 EL Rapsöl (24 g) • 4 EL Orangen- oder Apfelsaft (60 g) • 1 EL Honig (20 g) • 1 EL Zitronensaft (15 g) • 1 Prise Jodsalz • 6 Scheiben Weizenvollkornbrot – *anstatt Käse-Schinken-Blätterteigbrötchen* • 6 Portionen Kräuterfrischkäse fettreduziert 17 % Fett (180 g) – *anstatt Kräuterfrischkäse 70 % Fett i. Tr.*

Zubereitung: Orangen- oder Apfelsaft mit Zitronensaft, Öl und Honig mischen. Möhren und Äpfel je nach Wunsch mittelfein oder grob raspeln, mit der Salatsoße mischen und mit einer Prise Salz abschmecken. Pro Person 1½ Scheiben Brot mit je 45 g Frischkäse bestreichen. Dazu trinkt jeder 1 große Tasse Kräuter- oder Früchtetee (200 ml).

Gelb bzw. Grün statt Rot = 255 Kilokalorien eingespart!

Roggen-Weizen-Vollkornbrot – das „Familienbrot"

(Rezept für 2 kleine Brote oder ein großes Familienbrot)

Zutaten: 500 g Roggen-Vollkornmehl • ca. 750 g Weizen-Vollkornmehl • 150 g Haferflocken – *anstatt 150 g Haselnüsse* • 2 bis 3 Päckchen Trockenhefe • 2 EL Jodsalz • 1 TL Zucker • 2 EL Essig • 1 l lauwarmes Wasser

Zubereitung: Die beiden Vollkornmehle mit den Haferflocken und der Trockenhefe vermischen. Anschließend Zucker und Salz hinzufügen. Lauwarmes Wasser mit Essig verrühren und mit einem Knethaken unter die Mehlmischung heben. Den Teig etwa 10 Minuten auf der höchsten Stufe zu einem geschmeidigen Teig verkneten. Sollte der Teig noch zu klebrig sein, Weizen-Vollkornmehl untermischen, bis er eine geschmeidige Konsistenz erhält. Den Backofen auf 50 Grad kurz erhitzen und wieder ausstellen. Den Teig zum Aufgehen in den vorgewärmten Backofen stellen, bis er um das Doppelte aufgegangen ist (ca. 60 Minuten). Anschließend den Teig nochmals gut durchkneten und in eine Kasten- oder Brotbackform legen. Zweimal quer einschneiden und nochmals ca. 20 Minuten an einem warmen Ort gehen lassen. Den Backofen nun auf 200 Grad vorheizen. Eine Tasse mit Wasser füllen und gemeinsam mit dem Brot in den Backofen geben. Backzeit etwa 60 Minuten. Dazu kann eine Tasse Caro-Kaffee mit Milch (1,5 % Fett) getrunken werden – *anstatt Kakao aus Vollmilch 3,5 % Fett.*

Gelb bzw. Grün statt Rot = 220 Kalorien pro Brot eingespart!

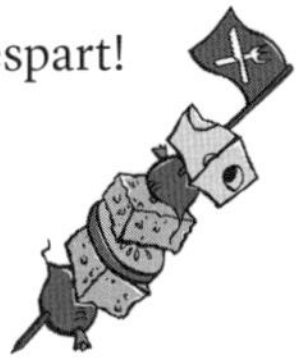

Piratenspieße mit Dip

(Familienrezept für 4 Personen)

Zutaten: 8 Scheiben Vollkornbrot • 8 TL Frischkäse – *anstatt Doppelrahmfrischkäse* • 4 TL Tomatenmark • 24 Cocktailtomaten • 2 Paprika • ca. 32 Käsewürfel 30 % F.i.Tr. – *anstatt Käsewürfel 45 % F.i.Tr.* – oder 32 Minibrühwürstchen (Geflügel)

Zutaten für den Dip: 250 g Magerquark – *anstatt Sahnequark 40 % Fett* • 2 EL saure Sahne – *anstatt Crème double* • 4 EL Milch 1,5 % Fett – *anstatt Schlagsahne 30 % Fett* • 3 TL Zitronensaft • ½ TL Jodsalz • 1 TL Zucker • je 2 Msp. Pfeffer und Paprikapulver und 2 EL Schnittlauch oder Petersilie

Zubereitung: Für den Dip einfach alle Zutaten in einer Schüssel cremig rühren. Eines der Brote mit dem Frischkäse bestreichen, das andere Brot mit dem Tomatenmark. Die Brote zusammenklappen und den Doppeldecker in mundgerechte Stücke schneiden (zu Würfeln). Die Tomaten waschen, die Paprika putzen, waschen und in Würfel schneiden. Die Paprikawürfel sollten ungefähr so groß sein wie die Brotwürfel. Ebenso den Käse in kleine Würfel schneiden. Anschließend die Spieße abwechselnd mit Brotwürfeln, Tomaten, Paprikawürfeln und Käse kunterbunt bestücken. Dazu trinkt jeder eine Obstsaftschorle (200 ml) aus einem Teil Saft mit zwei Teilen Wasser – *anstatt 1 Glas Sprite.*

Gelb bzw. Grün statt Rot = 190 Kalorien eingespart!

Überbackene Schnitten

(Familienrezept für 4 Personen)

Zutaten: 4 Scheiben Vollkorntoast (z.B. von Harry oder Golden Toast) • 2 Scheiben gekochter Schinken (60 g) – *anstatt Salami* • 3 kleine Tomaten (150 g) • 2 kleine Bananen • 1 kleiner Camembert leicht (125 g) 30 % F.i.Tr. – *anstatt Camembert 70 % F.i.Tr.* • etwas Curry und Paprikapulver

Zubereitung: Gekochten Schinken halbieren, sodass vier Scheiben entstehen. Toastbrotscheiben je mit einer halben Scheibe Schinken belegen. Tomaten und Bananen in Scheiben schneiden. Je vier Tomaten und Bananenscheiben auf das belegte Toastbrot geben. Zum Schluss den Camembert ebenfalls in dünne Scheiben schneiden und als letztes auflegen. Das Ganze mit etwas Curry und Paprikapulver bestreuen und im vorgeheizten Backofen bei 250 Grad kurz überbacken, bis der Käse zerläuft. Dazu kann ein großes Glas Mineralwasser (200 ml) getrunken werden – *anstatt Orangenlimo.*

Gelb bzw. Grün statt Rot = 195 Kalorien eingespart!

Literaturempfehlungen

Buch- und Website-Tipps für Bewegungsspiele

- Beune, A. (2019). *299 schlaue Dinge über Sport, die jedes Kind wissen sollte.* Bielefeld: Covadonga.
- Kulbatzki, P & Pavlic, D. (2016). *Kinderspiele unterwegs und draußen.* Köln: Schwager & Steinlein.
- Teusen, G. (2021). *Komm, spiel mit mir! 50 neu entdeckte Spiele-Klassiker für die ganze Familie.* Hamburg: Migo im Verlag Friedrich Oetinger.
- Plattform Ernährung Bewegung (peb) mit Materialien und Regeln für das Bewegungsspiel „Familienaufstand" und Weiteres: https://www.pebonline.de/materialien/
- Landesanstalt für Medien NRW: https://www.mediennutzungsvertrag.de/
- Empfehlungen für Eltern zur Begleitung ihrer Kinder im Umgang mit Medien: https://www.schau-hin.info
- https://kinderklinik-datteln.de/obeldicks/bewegungsspiele

Gesund und lecker essen

- Nestlé Deutschland AG (Hrsg.). (2023). *Kalorien mundgerecht. Die praxisorientierte Kalorien- und Nährwerttabelle mit App-Zugriff* (17., überarbeitete und erweitere Auflage). Wiesbaden: Umschau Zeitschriftenverlag. Das Buch enthält über 4000 Lebensmittel mit Angaben zu Hauptnährstoffen, Ballaststoffen und Cholesterin etc.
- Forschungsdepartment Kinderernährung (FKE) (Hrsg.). (2019). *Kochbuch für Kinder. Die Optimierte Mischkost – kinderleicht. Rezepte für Kinder.* Bochum: Ruhr-Universität Bochum. (Bestellung: https://www.fke-shop.de/produkt/kochbuch-fuer-kinder/; Hotline: 02591-917437)
- Forschungsdepartment Kinderernährung (FKE) (Hrsg.). (2019). *Empfehlungen für die Ernährung von Kindern und Jugendlichen. Die Optimierte Mischkost.* Bochum: Ruhr-Universität Bochum. (Bestellung: https://www.fke-shop.de/produkt/empfehlungen-fuer-die-ernaehrung-von-kindern-und-jugendlichen/; Hotline: 02591-917437).
- Bundeszentrum für Ernährung (BZfE). https://www.bzfe.de. Hier gibt es vielfältige Medien und Materialien rund um Ernährung, Lebensmittel und Zubereitungsmethoden

Bilderbücher für jüngere Kinder zu gesunder Ernährung:

- Russelmann, A. (2023). *Neues aus dem Bahnhof Bauch* (11. Auflage). Zürich, CH: Nord-Süd Verlag.
- Volmert, J. (2003). *Bert, der Gemüsekobold.* Haan: Albarello.

Elterliche Präsenz

- Omer, H. (2016). *Wachsame Sorge. Wie Eltern ihren Kindern ein guter Anker sind.* Göttingen: Vandenhoeck & Ruprecht.
- Omer, H. & Streit, P. (2019). *Neue Autorität. Das Geheimnis starker Eltern.* Göttingen: Vandenhoeck & Ruprecht.

Literatur

Buyken, A. E., Alexy, U., Kersting, M. & Remer, T. (2012). Die DONALD Kohorte. Ein aktueller Überblick zu 25 Jahren Forschung im Rahmen der Dortmund Nutritional and Anthropometric Longitudinally Designed Study. *Bundesgesundheitsblatt, 55,* 875–884.

Hebestreit, A. & Sina, E. (2024). Wirkungen digitaler Medien auf die Gesundheit von Kindern und Jugendlichen mit Schwerpunkt auf dem Verzehr ungesunder Lebensmittel. *Bundesgesundheitsblatt, 67,* 292–299.

Kersting, M., Kalhoff, H. & Lücke, T. (2017). Von Nährstoffen zu Lebensmitteln und Mahlzeiten. Das Konzept der Optimierten Mischkost für Kinder und Jugendliche in Deutschland. *Aktuelle Ernährungsmedizin, 42,* 304–315.

Sachregister

Rezeptregister

Die Autorinnen und Autoren dieses Ratgebers

Prof. Dr. Thomas Reinehr, geb. 1969. 1989–1995 Studium der Humanmedizin in Düsseldorf. 1996–2010 zunächst wissenschaftlicher Mitarbeiter, dann Oberarzt und seit 2010 Chefarzt an der Vestischen Kinder- und Jugendklinik Datteln der Universität Witten/Herdecke. Promotion 1997, Habilitation 2005 und 2009 Ernennung zum außerplanmäßigen Professor der Universität Witten/Herdecke. Erworbene Zusatzbezeichnungen: Ernährungsmedizin, Kinder- Endokrinologie und Diabetologie, Kinder-Gastroenterologie. Arbeitsschwerpunkte: Adipositas, Diabetes Typ 2 und endokrinologische Störungen im Kindes- und Jugendalter. Auszeichnungen mit multiplen nationalen und internationalen Preisen, u. a. Gesundheitspreis des Landes NRW für den Aufbau der Adipositasschulung „Obeldicks", Forschungspreis der Deutschen Adipositasgesellschaft, Ferdinand-Bertram-Preis der Deutschen Diabetes Gesellschaft, Zukunftspreis der Ersatzkrankenkassen im Bereich Prävention.

Dr. Barbara Dieris, geb. 1981. 2000–2006 Psychologie-Studium in Münster. 2006–2007 zunächst wissenschaftliche Mitarbeitern an der Westfälischen Universität Münster, 2007–2009 Promotionsstipendiatin bei der Studienstiftung des deutschen Volkes, Promotion 2009, 2009–2013 als Psychologin/Therapeutin angestellt an der LWL-Elisabeth Klinik für Kinder- und Jugendpsychiatrie und -psychotherapie Dortmund, seit 2013 als Psychologin an der Vestischen Kinder- und Jugendklinik Datteln, Abteilung für Endokrinologie, v. a. Tätigkeit im Bereich Adipositas und Diabetes mellitus Typ 1, Obeldicksprogramm, seit 2019 zusammen mit Viola Singer Leitung des Obeldicksprogramms an der Kinderklinik Datteln; Weiterbildung zur Systemischen Therapeutin (zertifiziert von der Systemischen Gesellschaft), Fachpsychologin Diabetes (zertifiziert von der Deutschen Diabetes Gesellschaft), nebenberuflich in eigener Praxis für Systemische Therapie und Beratung tätig.

Viola Singer, geb. 1981. 2001–2008 Psychologie-Studium in Marburg. 2008–2010 freiberuflich tätig im Bereich neuropsychologische Diagnostik, seit 2010 als Psychologin an der Vestischen Kinder- und Jugendklinik, Abteilung für Endokrinologie, v. a. Tätigkeit im Bereich Adipositas und Diabetes mellitus Typ 1, Obeldicksprogramm, seit 2017 zertifizierte Adipositastrainerin für Kinder und Jugendliche (DAG/AGA), 2011–2019

Weiterbildung zur Psychologischen Psychotherapeutin in Verhaltenstherapie und Klärungsorientierter Psychotherapie, seit 2019 zusammen mit Barbara Dieris Leitung des Obeldicksprogramms an der Kinderklinik Datteln.

Prof. Dr. Mathilde Kersting, Studium der Haushalts- und Ernährungswissenschaften und Promotion, Univ. Bonn. Habilitation im Fachgebiet Angewandte Haushalts- und Ernährungslehre, Techn. Univ. Dortmund; Habilitation und Honorarprofessur, Techn. Univ. Dortmund. 1971 wissenschaftliche Mitarbeiterin am Forschungsinstitut für Kinderernährung Dortmund, 2006 stellv. Leiterin des FKE. 2017–2024 Leiterin des Forschungsdepartment Kinderernährung, Klinik für Kinderheilkunde und Jugendmedizin Ruhr-Universität Bochum. Arbeitsschwerpunkte: Präventive Ernährungskonzepte für Säuglinge, Kinder- und Jugendliche.